AF548278

Jan-Holger Bellmann/Dr. Erhard Reichelt

Keramische Schichttechniken

Verlag Neuer Merkur GmbH

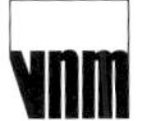

Bibliografische Informationen der Deutschen Bibliothek
Die Deutsche Bibliothek verzeichnet diese Publikation in der Deutschen Nationalbibliografie; detaillierte bibliografische Daten sind im Internet über http://dnb.ddb.de abrufbar.

Verlagsort: Postfach 60 06 62, D-81206 München

dl-Technik-Edition
Jan-Holger Bellmann/Dr. Erhard Reichelt – Keramische Schichttechniken – 1. Auflage 2007

Redaktion: Almut Rech
Titelgestaltung und Layout: Ute Buchholz-Gall
ISBN 978-3-937346-35-9

Druck: Bosch Druck, Ergolding

Die CAD/CAM-Technik ist unbestritten die Technik der Zunkunft. Biokompatible, zahnfarbene Gerüste als Grundlage für eine individuelle Verblendung sind der Zahnersatz, der den Wünschen aufgeklärter und anspruchsvoller Patienten gerecht wird.

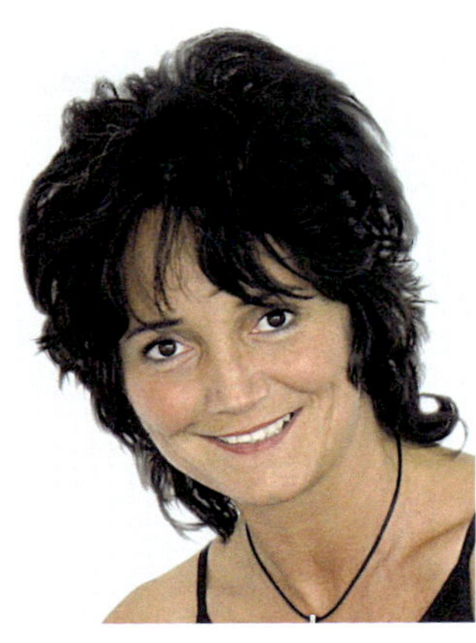

Zirkonoxidgerüste und die dazu kompatible Verblendkeramik sind die Materialien, mit sich die Natur perfekt kopieren lässt. Jan-Holger Bellmann befasst sich seit vielen Jahren mit dieser Keramik und zeigt in eindruckvollen Bildern detailliert jeden Schritt seiner Verblendtechnik. Denn Frontzahnkronen zu gestalten bedeutet mehr als nur Keramik zu schichten. Besonders hier sollte die interdisziplinäre Planung von Zahntechniker und Behandler konzeptionell so sorgfältig wie möglich vor sich gehen, damit dem Patienten die Harmonie der roten und weißen Ästhetik garantiert werden kann.

Für jeden nachvollziebar, demonstriert der Ausnahmekeramiker in seinem Buch Schritt für Schritt und didaktisch hervorragend aufbereitet seine Arbeitsphilosophie. Das Ergebnis seines Konzeptes ist immer wieder ein vollkommenes Ebenbild der Natur, das er als exzellenter Dentalfotograf ins richtige Licht zu stellen weiß. Die ansprechenden Bilder animieren zum Nachmachen.

Almut Rech
Leitung Technik-Redaktion

Inhalt

Lava Ceram steht für Ästhetik

Frontzahnkronen zu gestalten bedeutet mehr als nur Keramik zu schichten. Besonders hier sollte die interdisziplinäre Planung von Zahntechniker und Behandler konzeptionell so sorfältig wie möglich vor sich gehen, damit dem Patienten die Harmonie der roten und weißen Ästhetik garantiert werden kann. Seit einiger Zeit werden im Labor von Jan-Holger Bellmann fast keine Legierungen mehr verarbeitet; die Gerüste werden aus Zirkonoxid gefertigt und mit der neuen Zirkonoxidkeramik Lava Ceram von 3M Espe verblendet. Seine bis ins Detail geplante Arbeitsweise stellt er step by step in dieser Falldokumentation vor.

Ausgangssituation

Wie so häufig erfordert ein bereits vorhandener, mangelhaft gestalteter Zahnersatz eine Neuanfertigung. Durch falsche parodontale Gestaltung kommt es oftmals zum Verlust von Zähnen sowie zur Retraktion der Gingiva.
In Abbildung 1 kann man die Fehler sofort erkennen: falsche Oberflächengestaltung (Abb. 2), Achsfehlstellungen (Abb. 3), fehlende Harmonie (Abb. 4) sowie ein Durcheinander der Lichtleisten (Abb. 5). Hinzu kommt, dass die Kronenlänge falsch gestaltet wurd, wodurch es zu einer negativen Lachlinie kommt (Abb. 6). Auf den Punkt gebracht: Es wurden wesentliche ästhetische Richtlinien nicht beachtet.

Die vorbereitenden Maßnahmen für die restlichen Pfeilerzähne erforderten umfangreiche Kenntnisse des Zahnarztes. Nur eine exakt ausgeführte Präparation ermöglicht eine Versorgung mit Vollkeramikrestaurationen.

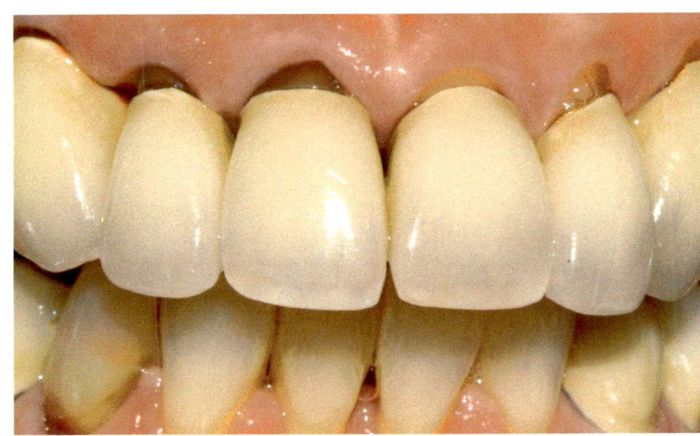

Abb. 1
Ausgangssituation

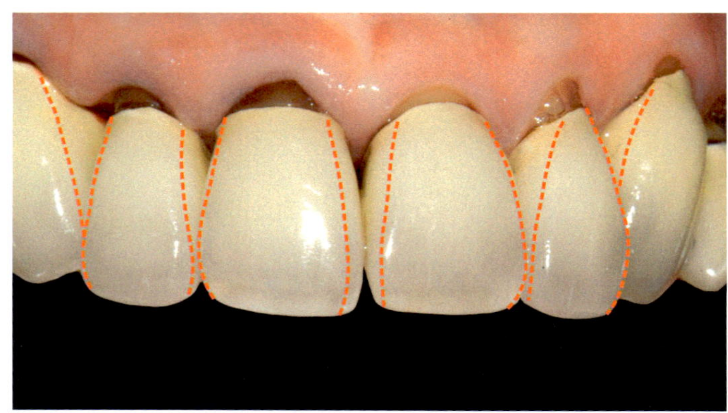

Abb. 2
Man achte auf die Gestaltung der Kronenmerkmale: falsche Oberflächengestaltung

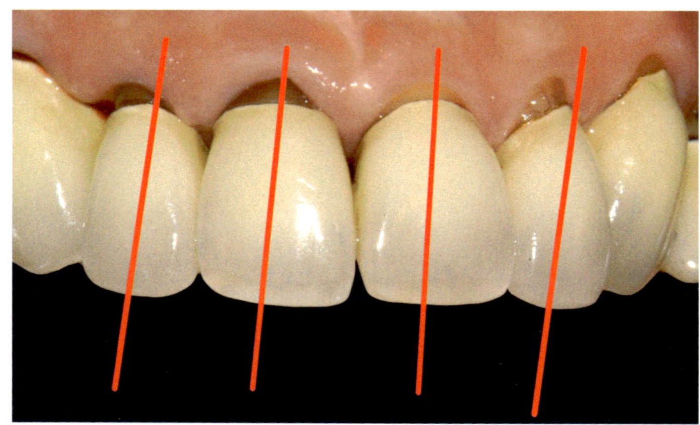

Abb. 3
Falsche Achsstellung, falsche räumliche Aufteilung

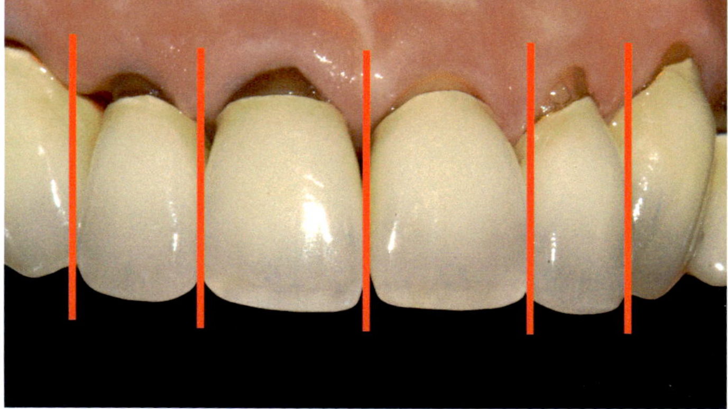

Abb. 4
Harmonie der Zähne fehlt, falsche Mittellinie

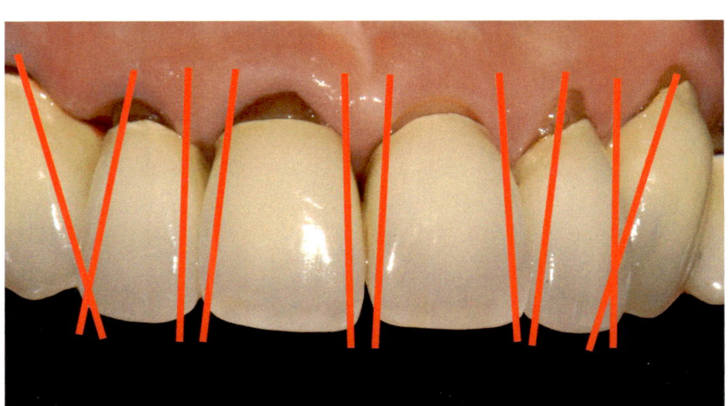

Abb. 5
Lichtleisten durcheinander, Profillänge der Zähne ist falsch

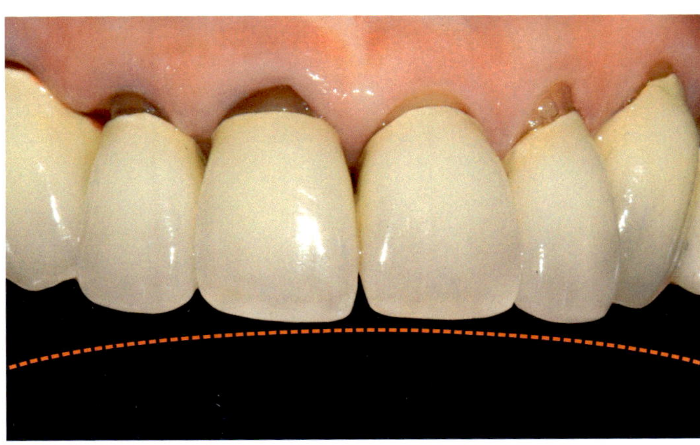

Abb. 6
Negative Lachlinie

Zahn 22 musste extrahiert werden. Mit einem Langzeitprovisorium wurde dann ein Overhead Pontic gestaltet.

Arbeitsvorbereitung

Anhand der Abformung stelle ich das Meistermodell her. Das Modell montiere ich nach gnathologischen Gesichtspunkten in einen mittelwertigen Artikulator (Abb. 7). Um eine neue Front vorhersehbar gestalten zu können, ist eine exakte Planung nötig.

Die Stümpfe werden zunächst mit einer dünnen Wachsschicht überzogen (Abb. 8), ein Wax-up wird mit Hilfe der CALLAplus-Modelle von Gerhard Pfau erstellt (Abb. 9 bis 11). Über das Wax-up wird ein Hilfswall angefertigt, um bei der Gestaltung der Frontkronen ein Hilfsmittel für das Gerüst und die Verblendung zur Hand zu haben (Abb. 12).

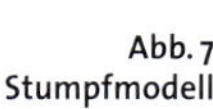

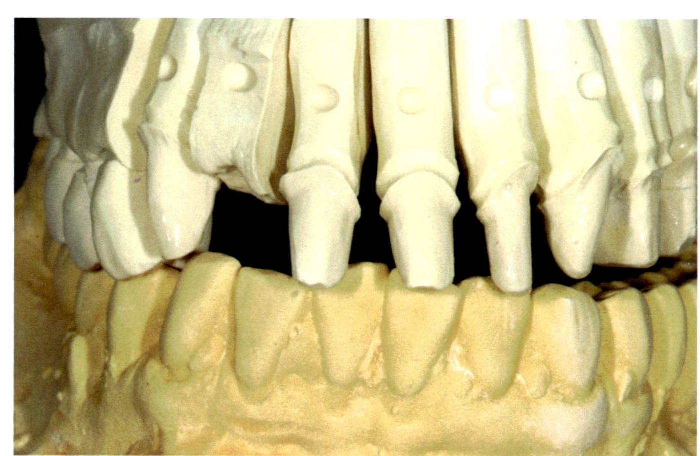

Abb. 7
Stumpfmodell

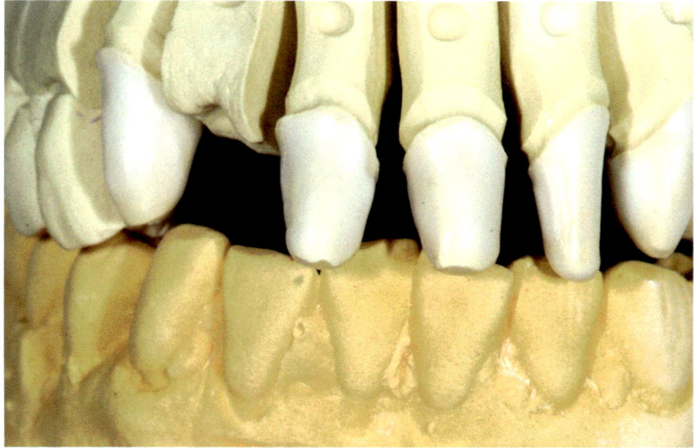

Abb. 8
Überzug mit einem dünnen Wachsfilm

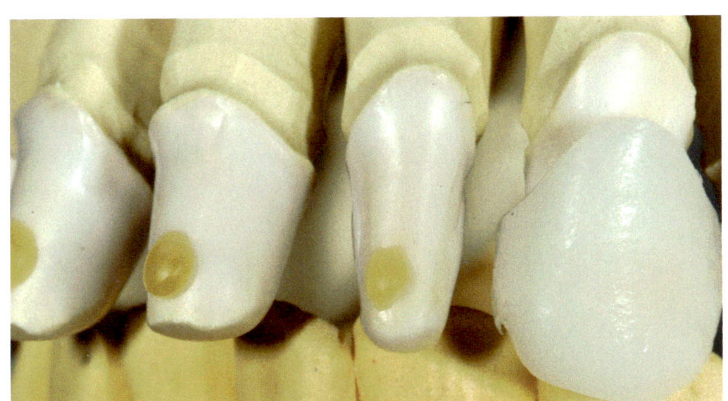

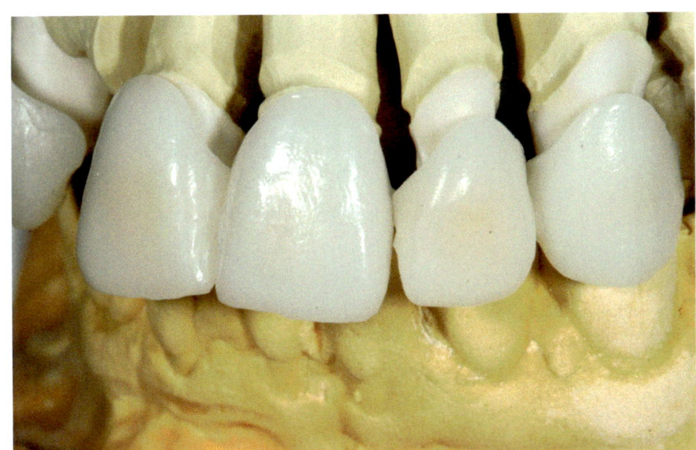

Abb. 9 bis 11
Wachsfacetten
von CALLAplus

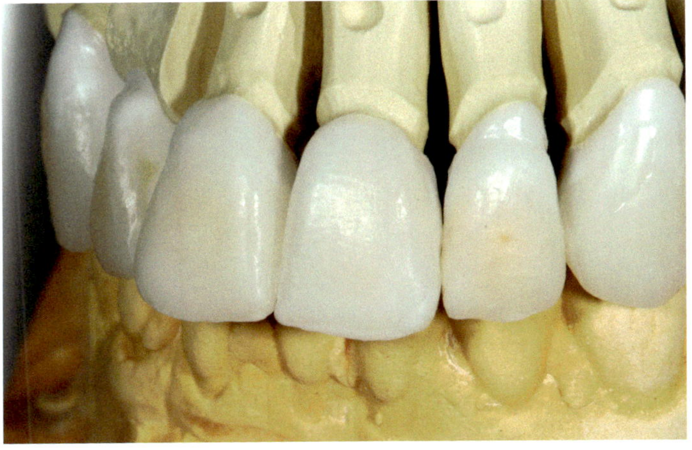

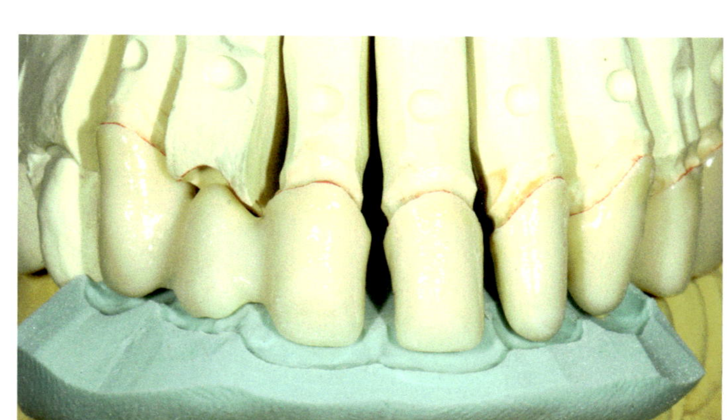

Abb. 12
Hilfswall über den mit Dentinmodifier überzogenen Lavakäppchen

Die keramische Schichtung erfolgte mit der neuen Zirkonkeramik Lava Ceram von 3M Espe, einer im Handling sowie im Brennverhalten ausgezeichneten Keramik.

Auf die Schichttechnik gehe ich in den folgenden Kapiteln näher ein. Ich möchte nur betonen, dass man mit einer einfachen Arbeitsweise zu einem schönen und sehr präzisen Ergebnis gelangt.
Nachdem die vollständige Zahnform in Dentin aufgebaut ist, wird das Dentin reduziert und mit Schneide- sowie Effektmassen erneut vervollständigt (Abb. 13 und 14). Bei der Brandführung werden die Angaben des Herstellers genau eingehalten, und das Ergebnis kann sich sehen lassen. Ausarbeiten und Gestalten der Oberfläche werde ich ebenfalls nicht näher beschreiben. Die Abbildungen 15 bis 24 zeigen das Ergebnis.

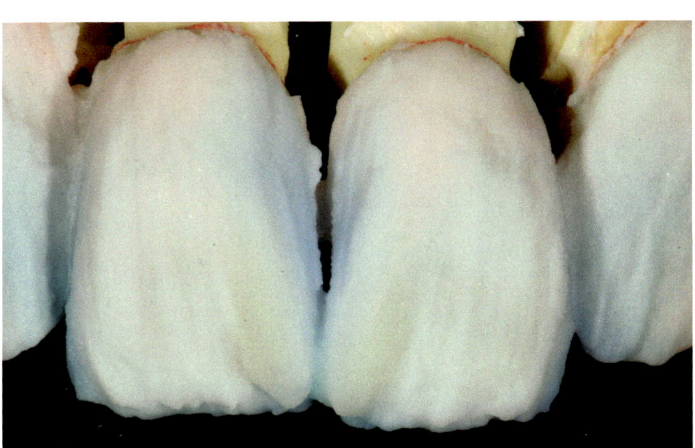

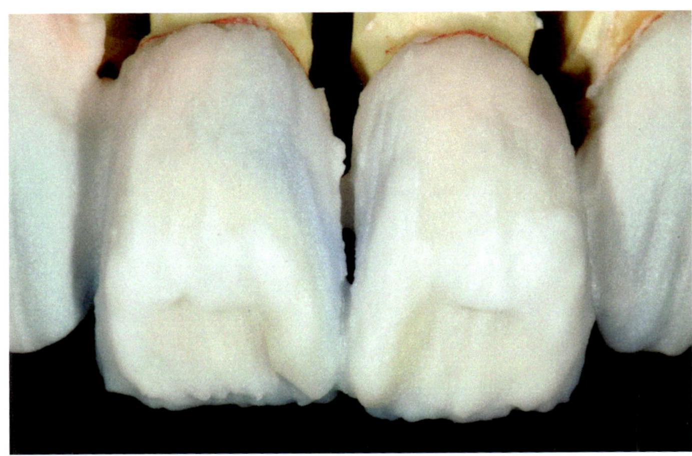

Abb. 13 und 14
Schichten mit verschiedenen Effekt- und Schneidemassen

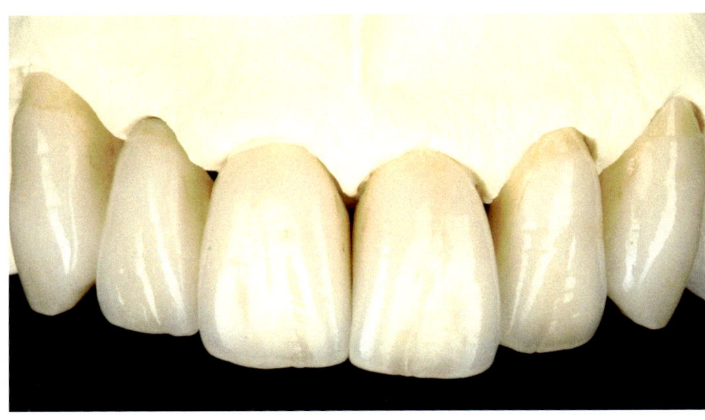

Abb. 15
Fertige Arbeit

Abb. 16 bis 18
Zahntechnische
Impressionen

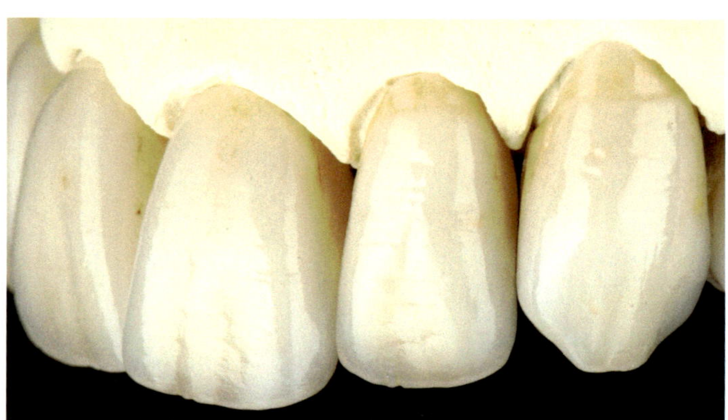

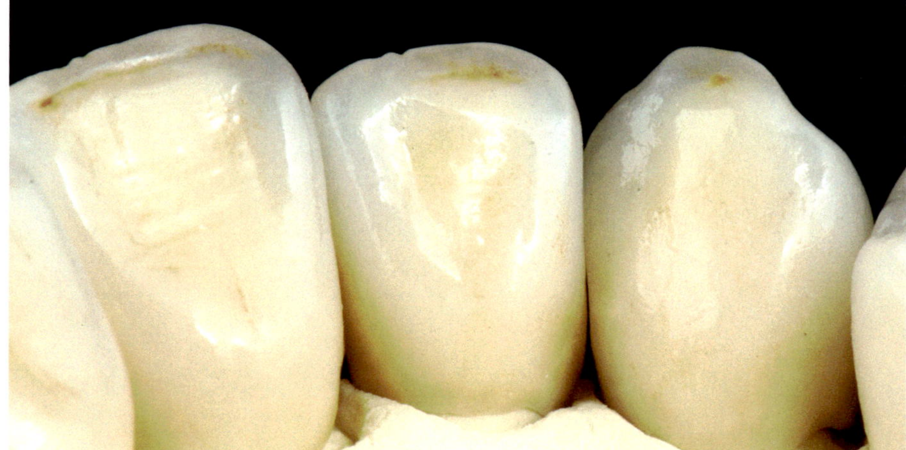

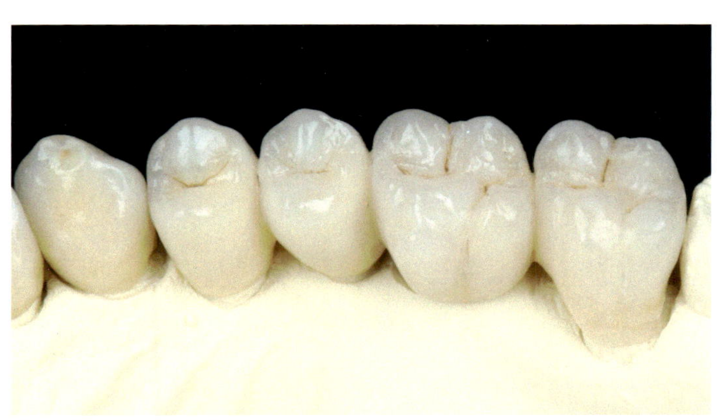

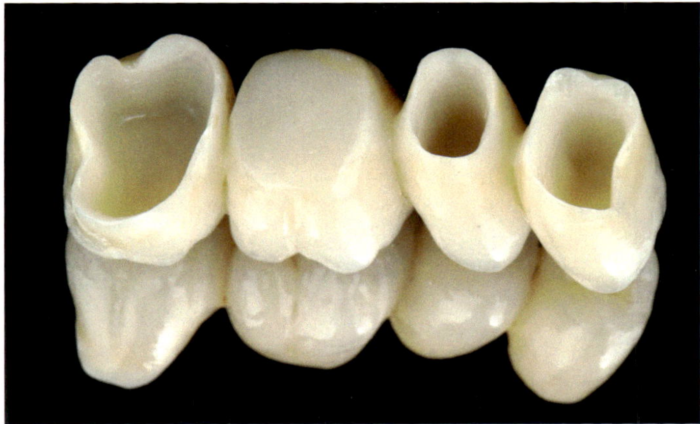

Abb. 19 bis 21
Verschiedene Perspektiven einer natürlichen Oberflächengestaltung

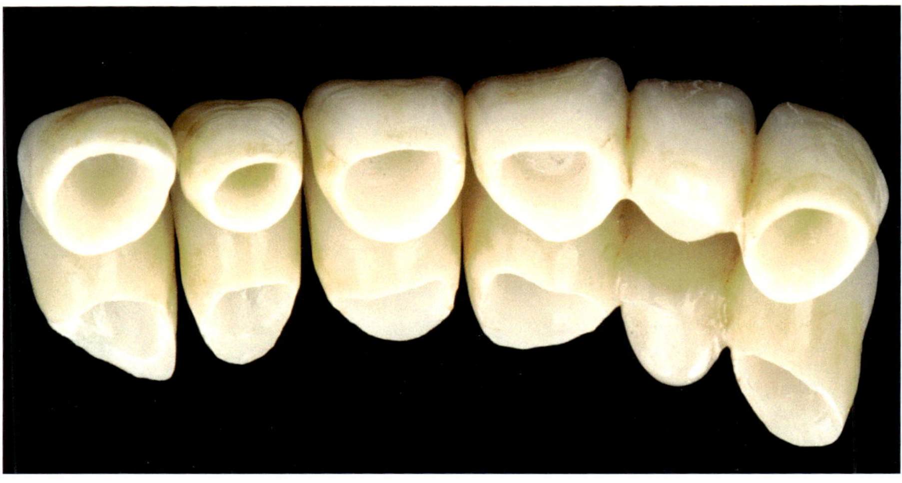

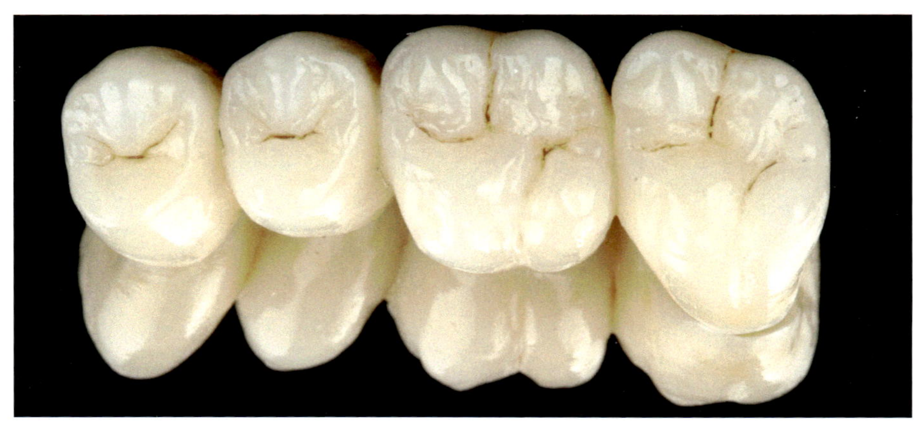

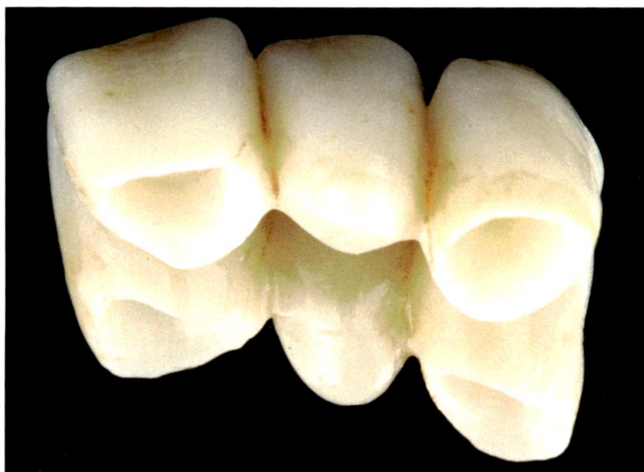

Abb. 22 bis 24
Eine natürliche Oberflächentextur

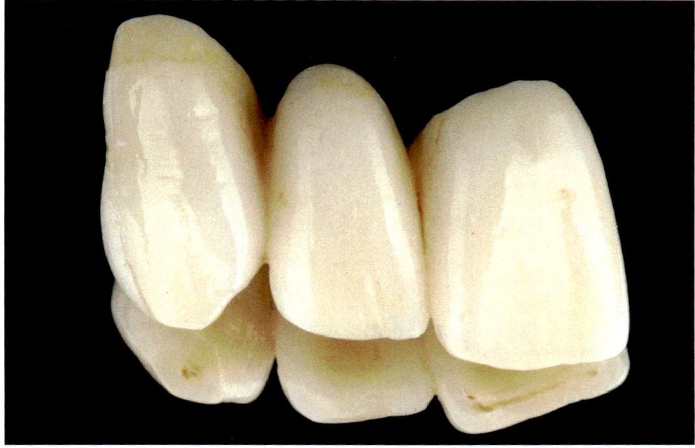

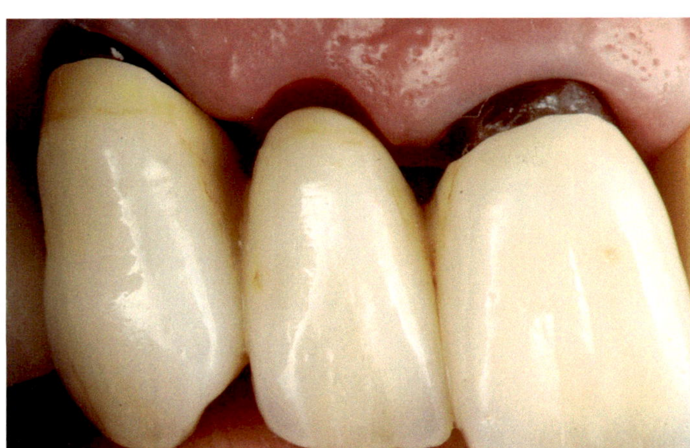

Abb. 25
Einsetzen der Vollkeramikbrücken

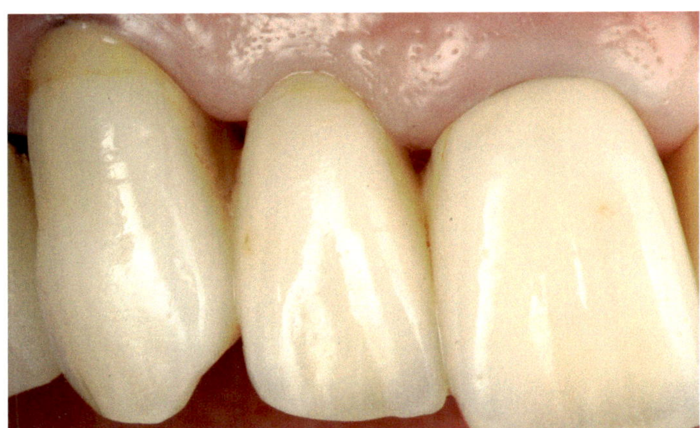

Abb. 26
Eingesetzte Brücke in situ

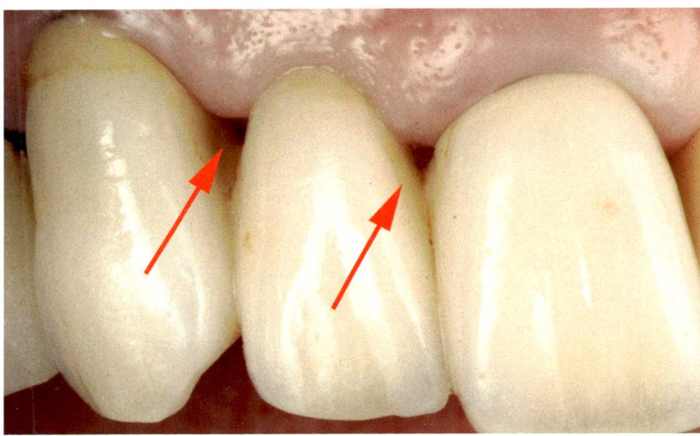

Abb. 27
Man muss der Papille eine Chance geben!

Arbeit in situ

Wir alle wissen, dass die Arbeit bei der Eingliederung im Mund der letzten und eigentlichen Prüfung unterliegt. Hier zeigt sich auch die hervorragende Vorarbeit des Zahnarztes (Abb. 25 und 26). An den roten Pfeilen in Abbildung 27 sieht man sehr schön, dass ich die interdentalen Dreiecke nicht komplett verschließe, so dass die Papille eine Chance hat, sich wieder zu regenerieren und weiter nach oben zu wachsen. Dies ist das Ergebnis meiner Technik, die ich im Laufe der Zeit modifiziert habe (Abb. 28 bis 31).

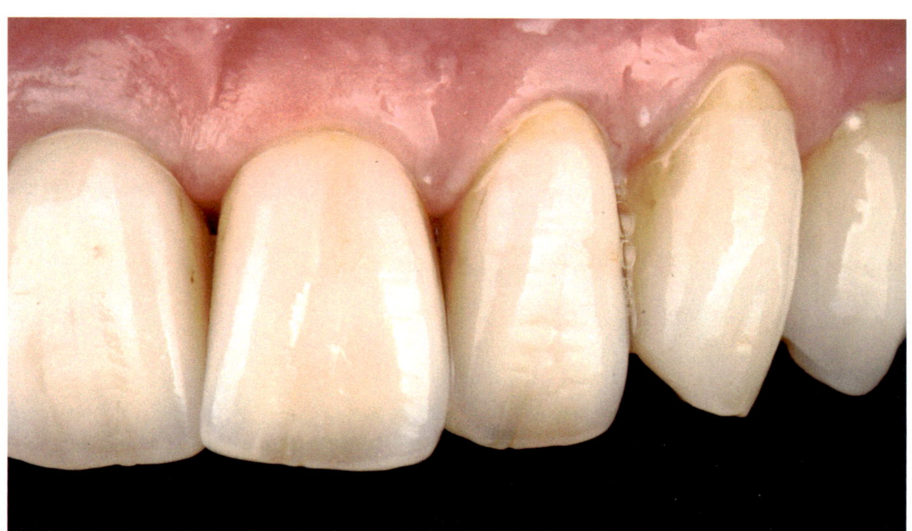

Abb. 28 und 29 Verschiedene Perspektiven der rot/weißen Ästhetik

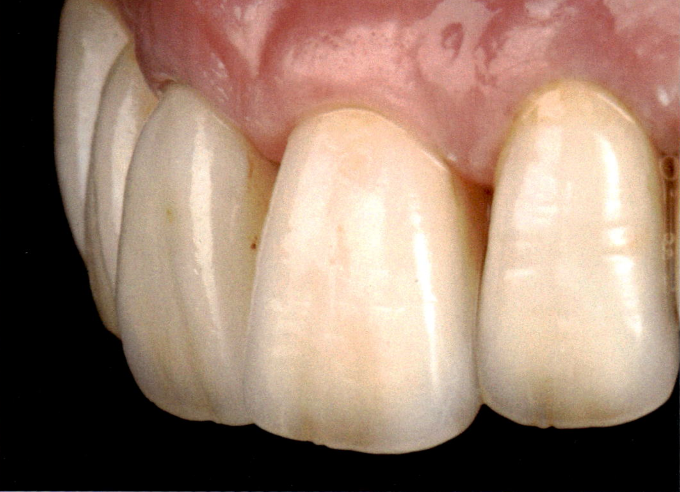

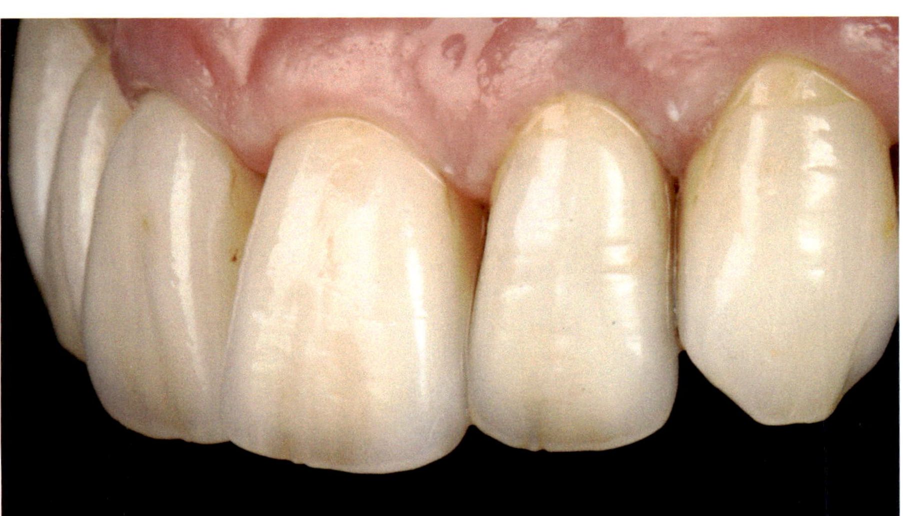

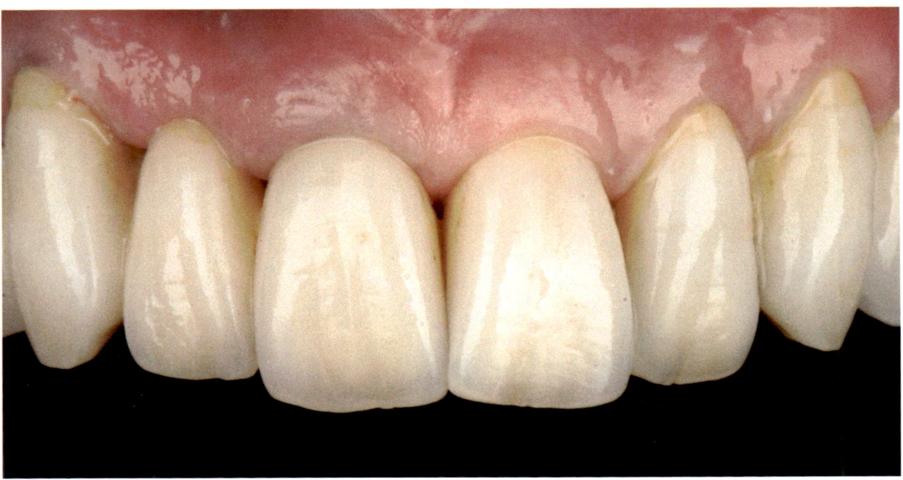

Abb. 30 bis 31 Verschiedene Perspektiven der rot/weißen Ästhetik

Mit einem kurzen Imaging möchte ich dem Betrachter anhand der folgenden Bilder den Werdegang dieser Arbeit nochmals verdeutlichen (Abb. 32 bis 36).

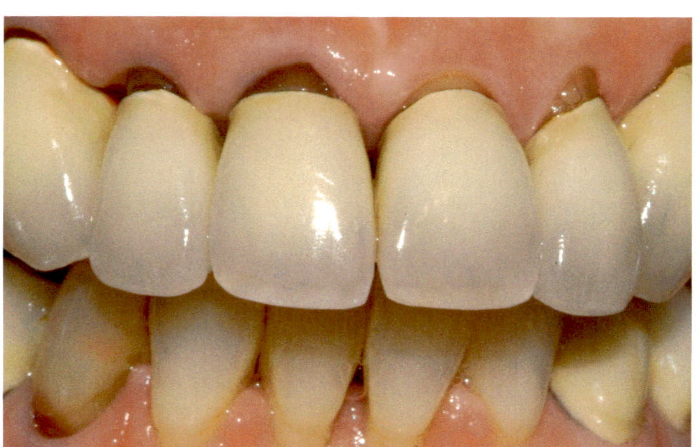

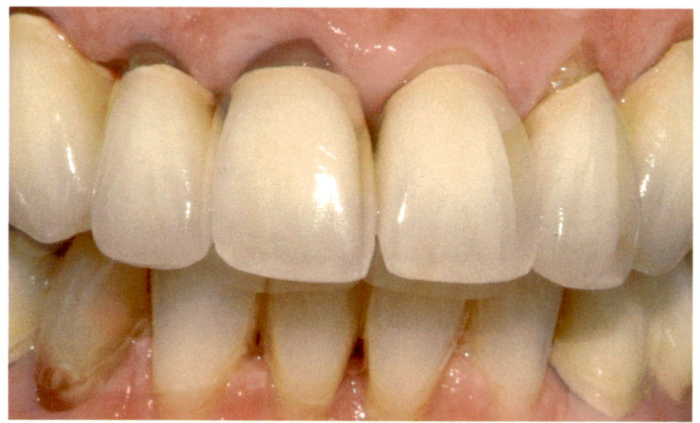

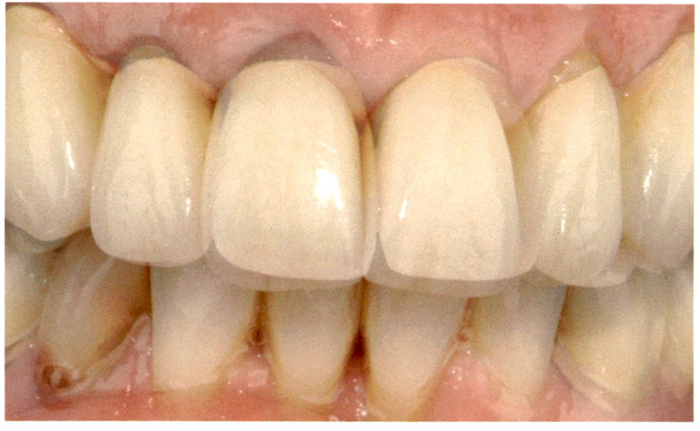

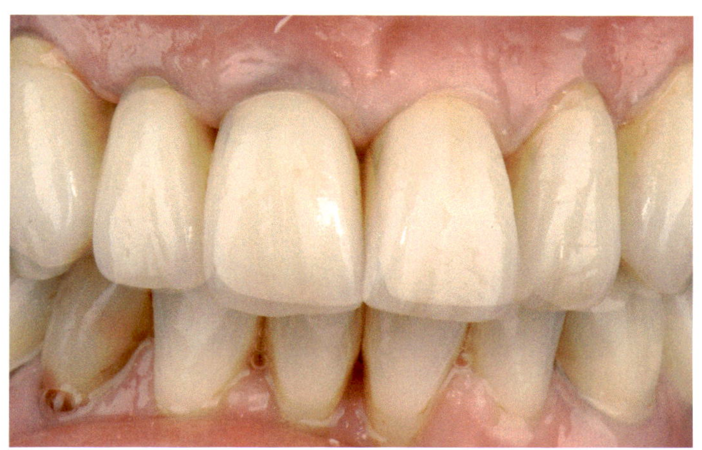

Abb. 32 bis 36
Imaging zur Entstehung der neuen Ästhetik

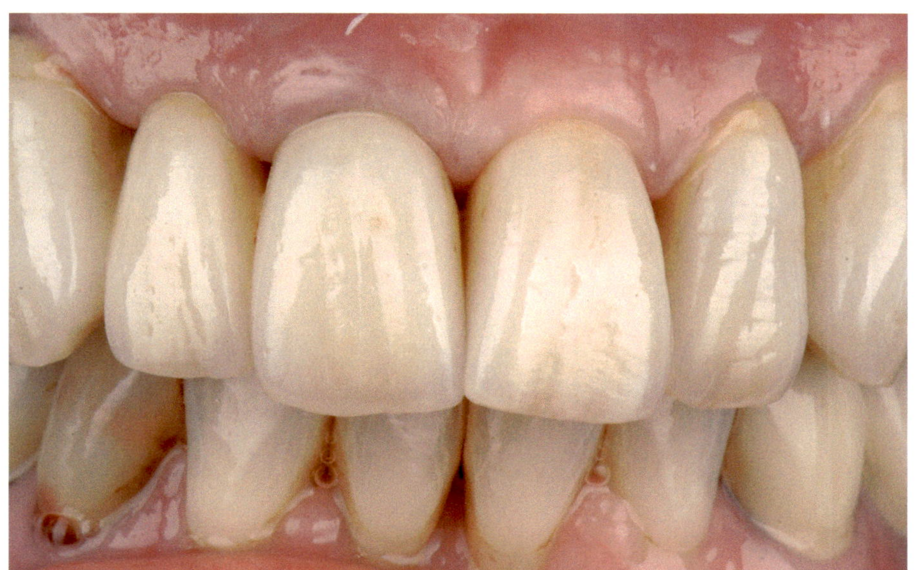

Entscheidende Punkte

Ich möchte hier noch einmal auf einige äußerst wichtige Dinge hinweisen, die für einen natürlichen, ästhetischen Zahnersatz unerlässlich sind (Abb. 37).

Biologische Breite
Entscheidend für eine optimale Papille ist die biologische Breite des Zahnes (Abb. 38). Hier wächst die Papille zur Kontaktfläche hoch, gemäß dem Motto „der Abstand der Knochenlamelle zur Kontaktfläche beträgt nicht mehr als 5 mm".

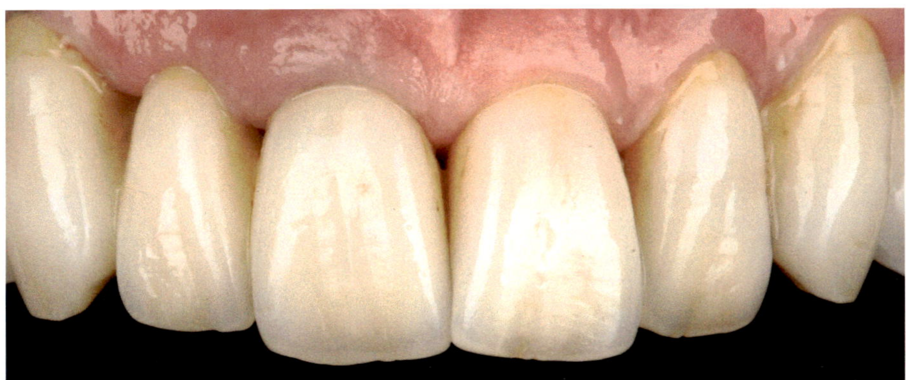

Abb. 37 Eingegliederte Arbeit

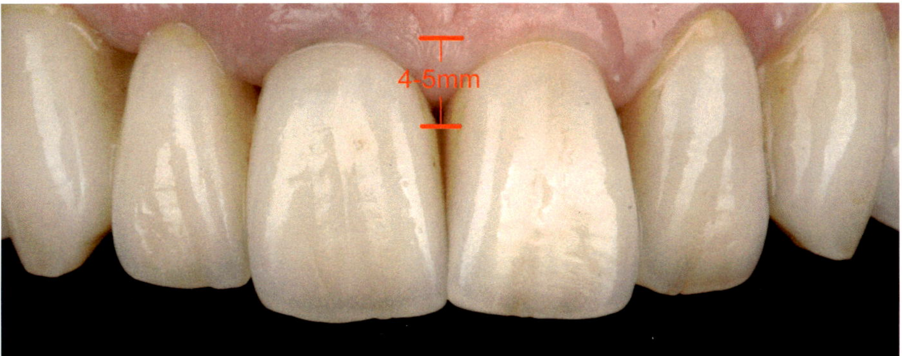

Abb. 38 Man beachte die biologische Breite!

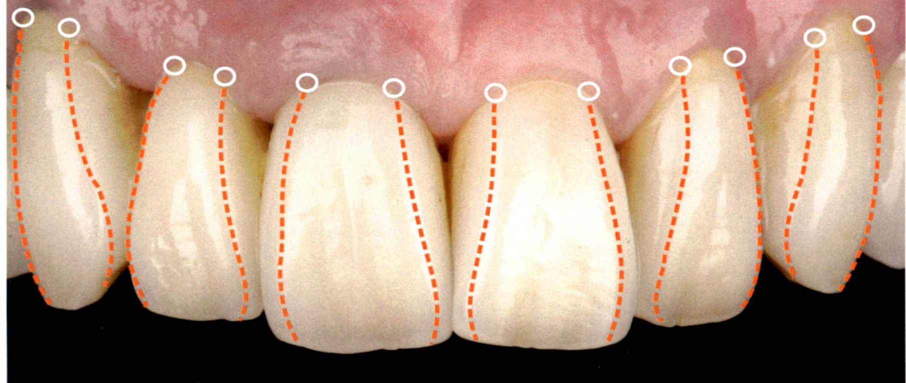

Abb. 39 Gestaltung der Lichtleisten

Lichtleisten

Das Zusammenspiel der weißen und roten Ästhetik zeichnet den perfekten Zahnersatz aus. Somit ist auch die Gestaltung der Lichtleisten ein äußerst wichtiger Faktor (Abb. 39), um die Natürlichkeit zu verbessern.

Achsstellung

Weiterhin besteht die Möglichkeit, als individuelle Variante die Achsrichtung der beiden großen Lateralen zu variieren (Abb. 40). Aus vielen Lehrbüchern wissen wir, dass die Achsstellung der Zähne und deren Länge eine sehr wichtige Rolle spielen (Abb. 41).

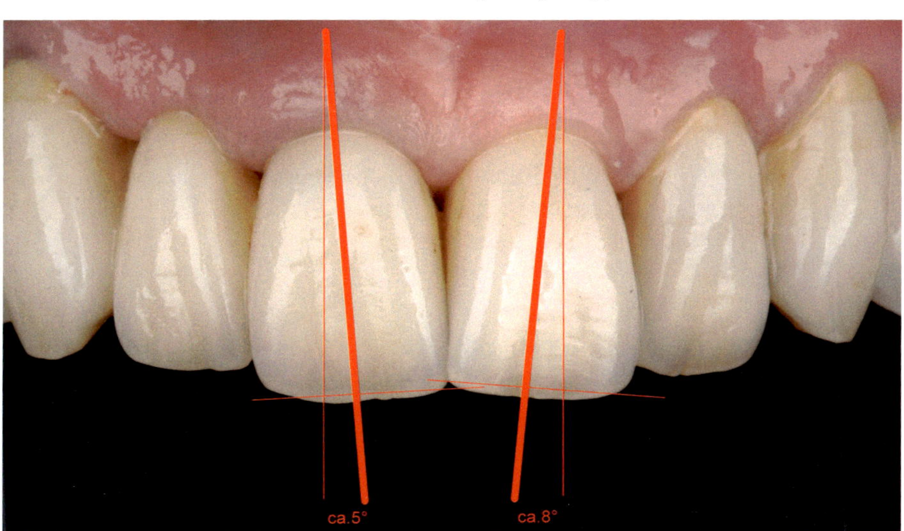

Abb. 40 Individuelle Gestaltung und Ausrichtung der mittleren Lateralen

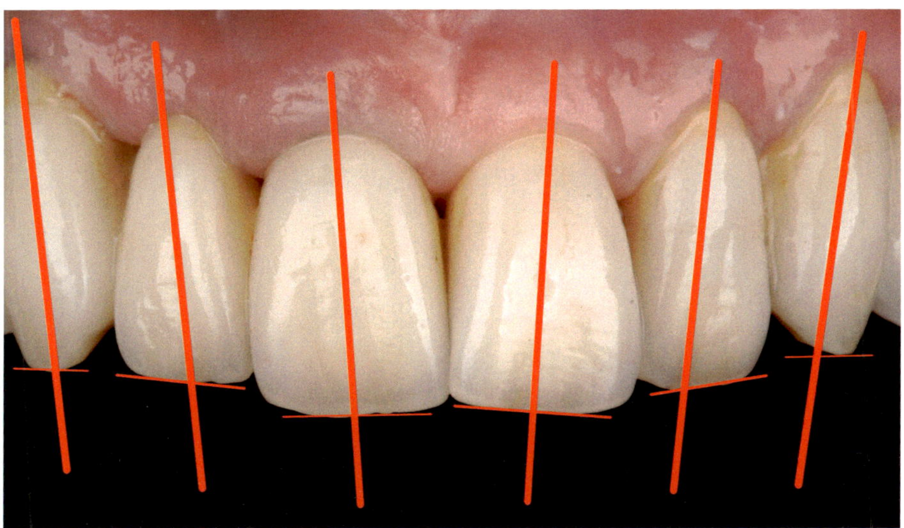

Abb. 41 Achsen und Länge der Zähne

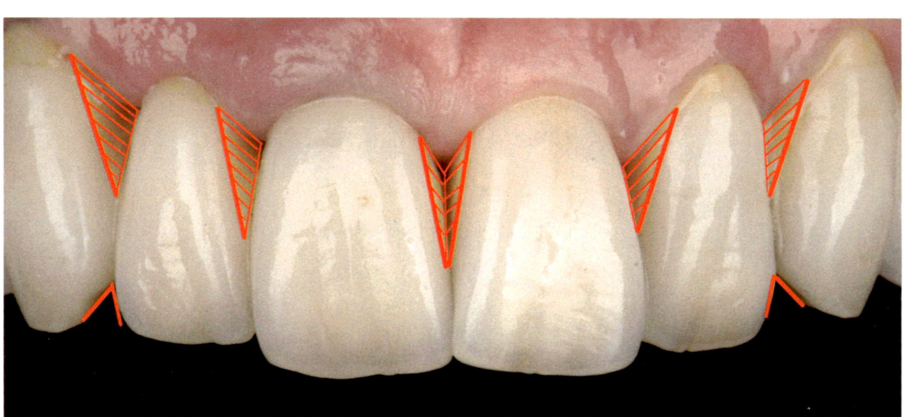

Abb. 42
Die Gellerflügel beeinflussen die Breite der Zähne.
Zur Auflockerung der Front dienen die inzisialen Dreiecke.

Gellerflügel

Kein Geringerer als Willi Geller hat durch die so genannten „Gellerflügel“ die schwarzen Löcher in den Interdentalräumen zum Verschwinden gebracht (Abb. 42). Die inzisalen Dreiecke lockern die Front durch natürliches Aussehen auf.

Fazit

Die Finalaufnahmen, drei Monate nach der Zementierung, dokumentieren einen sehr guten Zustand (Abb. 43 bis 45). Man kann auf den Bildern erkennen, wie sich die Gingiva perfekt an die Vollkeramik anpasst.

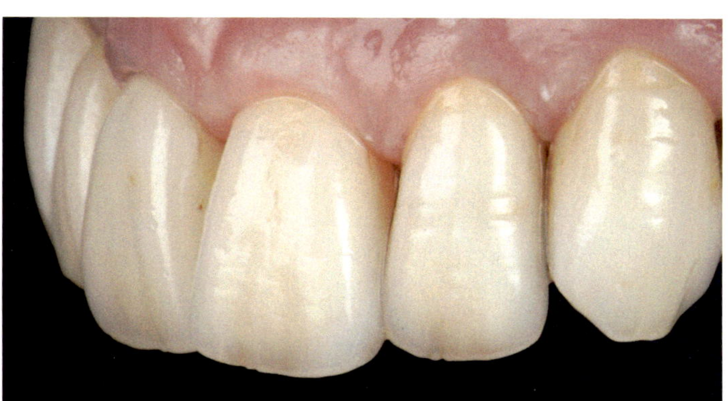

Abb. 43
Abschlussaufnahmen, drei Monate nach der Zementierung

Mit einer systematischen, exakten und sauberen Arbeitsweise kann man mit der neuen Lava Ceram mühelos das gewünschte Ziel erreichen. Hält man sich bei der Frontzahngestaltung an einige wichtige Details, welche die Form und Lichtleisten des Zahnes bestimmen, kommt man zu einem natürlichen Erscheinungsbild, das auch vom Patienten gerne akzeptiert wird.

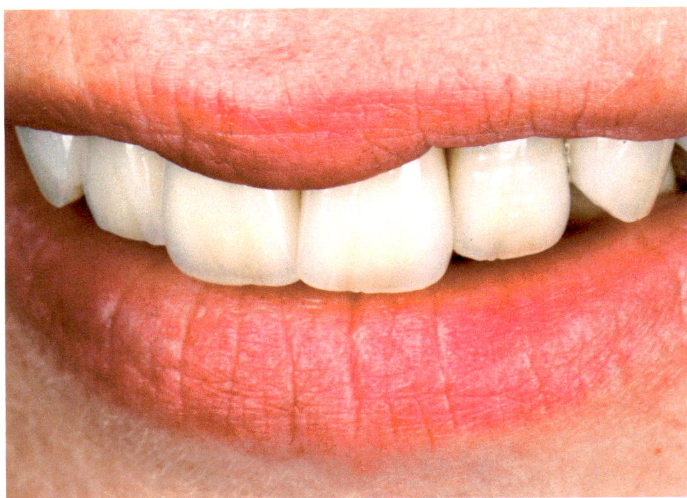

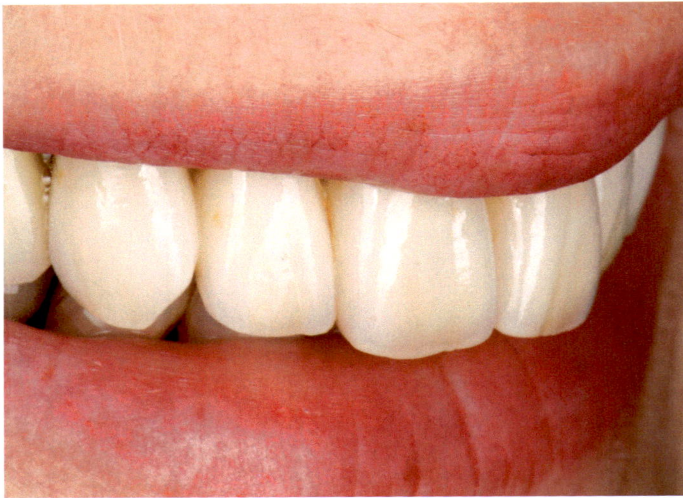

Abb. 44 bis 45 Abschlussaufnahmen, drei Monate nach der Zementierung

Natürliche Harmonie

Für die ästhetische Verblendung von Zirkonodixgerüsten bedarf es einer mit dem Gerüst kompatiblen Zirkonoxid-Verblendkeramik. Jan-Holger Bellmann zeigt hier in eindruckvollen Bildern detailliert jeden Schritt seiner Verblendtechnik mit der Lava-Verblendkeramik. Das Ergebnis ist ein vollkommenes Ebenbild der Natur.

Die verstärkte Nachfrage nach biokompatiblen Systemen hat mich in letzer Zeit stark beschäftigt. So habe ich vor über einem Jahr der Metallkeramik den Rücken gekehrt und bin auf Lava-Zirkonoxidkäppchen und die dazu gehörige Lava-Verblendkeramik umgestiegen. Ich arbeite mit einem Fräscenter zusammen, welches mir die Gerüste in

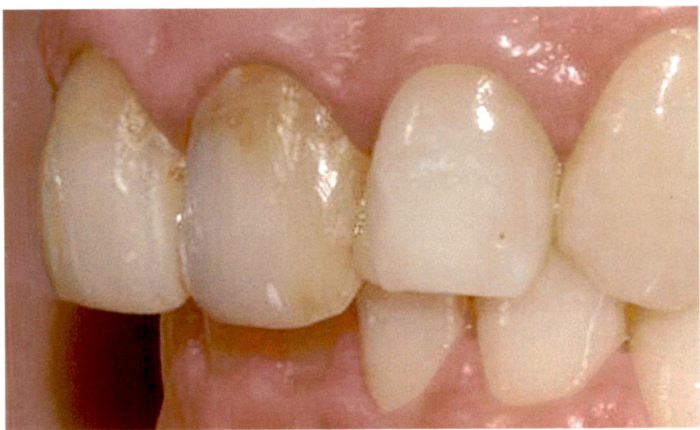

Abb. 1 und 2
Ausgangsstiuation

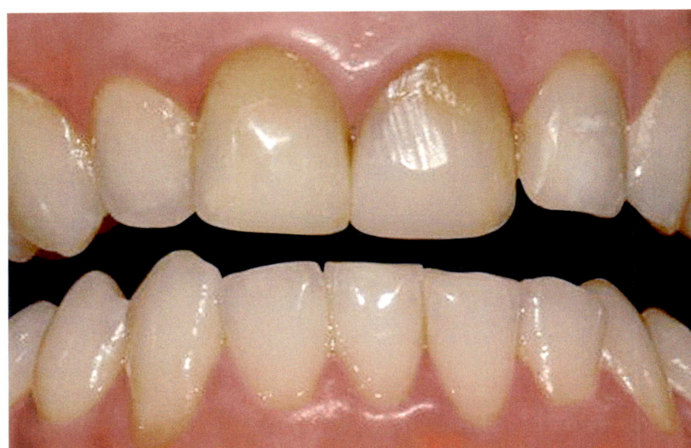

sehr guter Qualität anliefert. Die neue Lava-Verblendkeramik ermöglicht mir, diese Gerüste ästhetisch zu verblenden und gibt mir die Sicherheit, ein optimales Ergebnis zu erreichen.

Arbeitsvorbereitung

Die Ausgangssituation zeigt starke Verfärbungen und insufizente Füllungen an den vier Inzisiven (Abb. 1 und 2). Wunsch der Patientin war eine schöne und helle, ästhetische Front.

Wax-up und Präparation

Nach der Planungsphase wird ein Wax-up angefertigt. Anhand dieses Wax-up wird für die Präparation ein Vorwall erstellt, um eine sachgemäße Unterlage mit optimalen Platzverhältnissen für

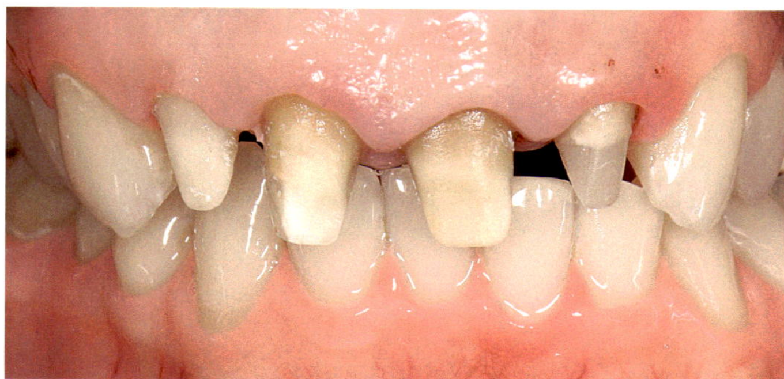

Abb. 3
Präparierte Stümpfe

diesen Fall zu gewährleisten. Nach einer vorschriftsmäßigen Präparation (Abb. 3) wird die Abformung erstellt. Die Registrierung wird vom Zahnarzt übernommen. Zusammen mit diesen Unterlagen erhalte ich den sorgfältig erstellten Abdruck, den ich zur Herstellung der Meistermodelle benötige.

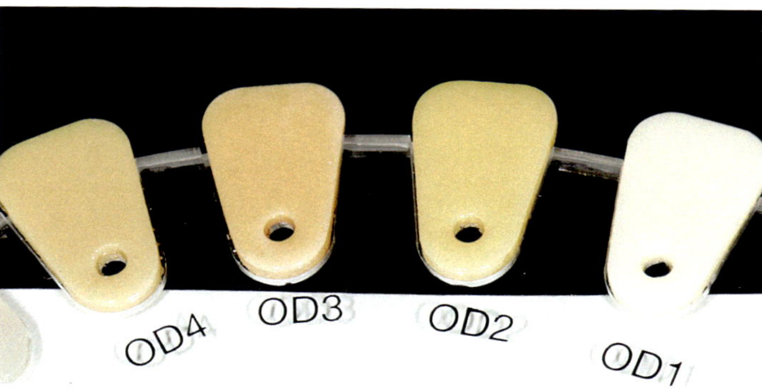

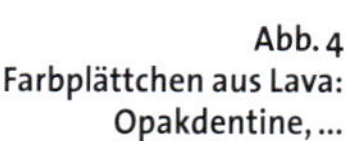

Abb. 4
Farbplättchen aus Lava: Opakdentine, ...

Farbnahme

Die Farbnahme ist ein besonders wichtiges Thema und so bitte ich die Patientin für eine individuelle Farbnahme ins Labor. Anhand der Farbplättchen von Lava Ceram suche ich die Massen aus, die ich zur Schichtung benötige (Abb. 4 bis 8). Für die individuelle Schichtung mache ich mir detaillierte Notizen. Die digitale Fotografie unterstützt das gesamte Prozedere und so habe ich neben den Informationen über die Farben auch alle Bilddaten bei mir im Labor.

Ein nützlicher und reizvoller Nebeneffekt ist, dass man dabei auch die Person kennenlernt und man nicht nur für einen anonymen Patienten arbeitet. So erhält man einen Eindruck davon, was sich der Patient vorstellt, welche Wünsche und Bedenken er hat. Diese Phase ist Grundlage für eine zielführende Kommunikiation zwischen Zahnarzt, Patient und Zahntechniker, nur so ist es möglich, das optimale und gewünschte Ergebnis zu erarbeiten.

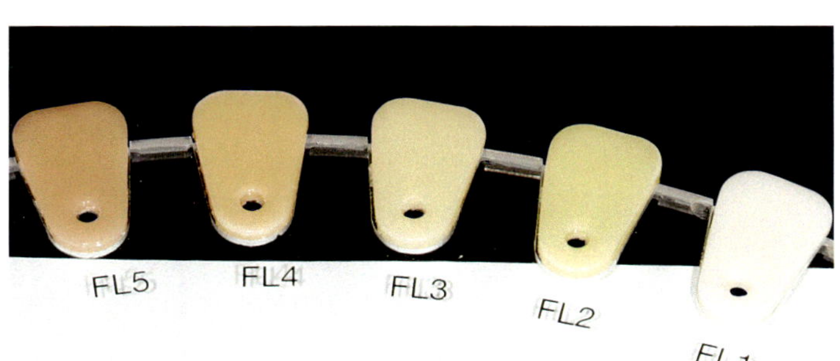

Abb. 5
... fluoreszierende Mamelonmassen FL ...

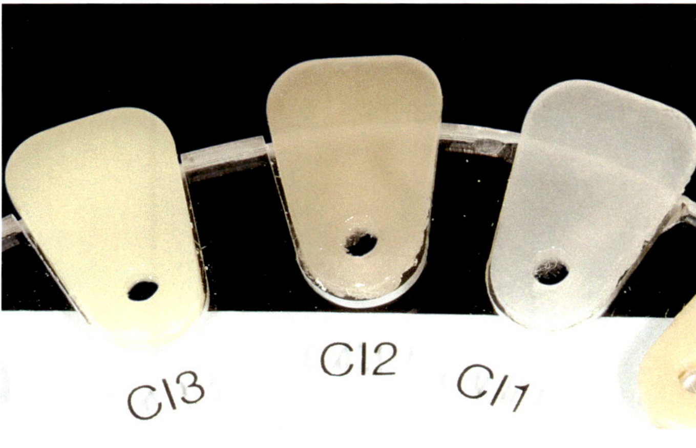

Abb. 6
... Zervikal-Transparentmassen CI ...

Abb. 7
... Opalschneiden N (Natures) ...

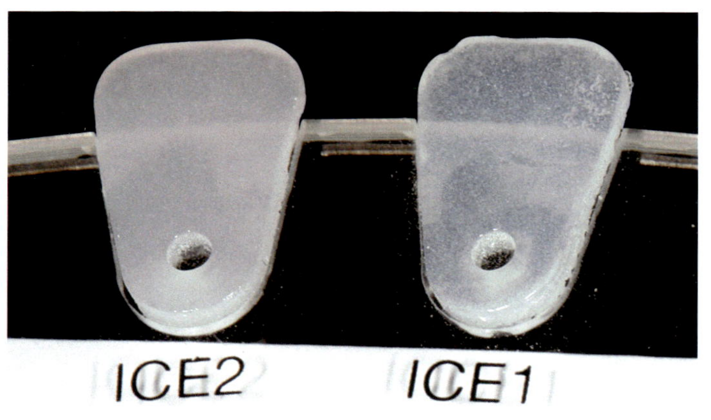

Abb. 7
... Opal-Transparentmassen Ice

Individuelle Schichtung

Vorbereitende Arbeiten
Nach dem Einscannen des Modells kann der Auftrag an das Fräscenter verschickt werden. Nach getaner Arbeit bekomme ich die Lava-Zirkonkäppchen zugeschickt und ich kann die fertige Arbeit begutachten und kontrollieren. Für die weitere Arbeit kann eine Zahnfleischmaske hergestellt werden (Abb. 9).

Zunächst nehme ich einen Modifier-Brand vor. Die Lavakäppchen werden mit fluoreszierendem Modifier gebrannt – die schöne, matt glänzende Oberfläche zeigt mir, dass die Brandführung korrekt war (Abb. 10 und 11).

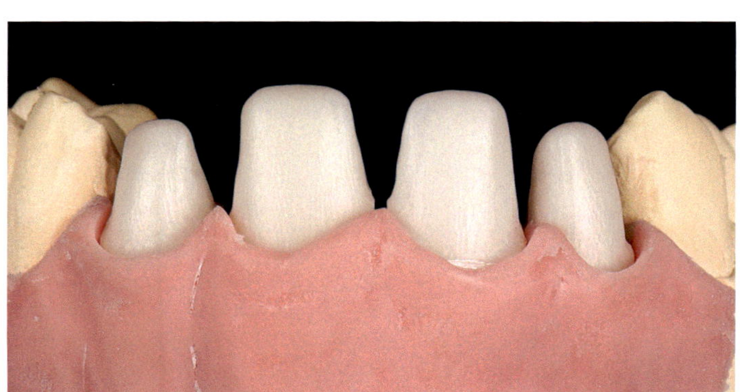

Abb. 9
Lava Zirkonoxid-Käppchen auf dem Meistermodell

Abb. 10
Lava-Käppchen mit fluoreszierendem Modifier ...

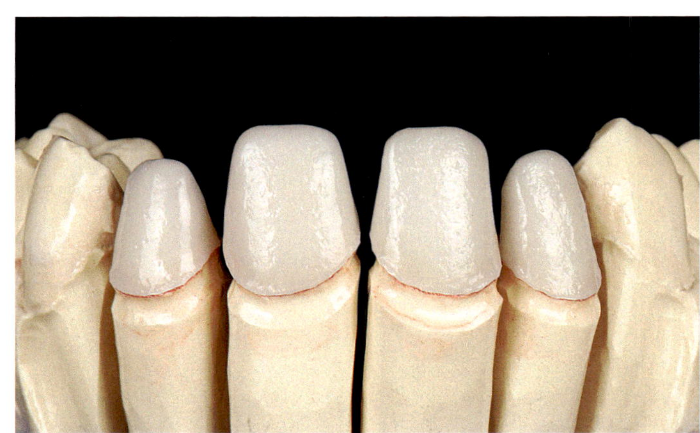

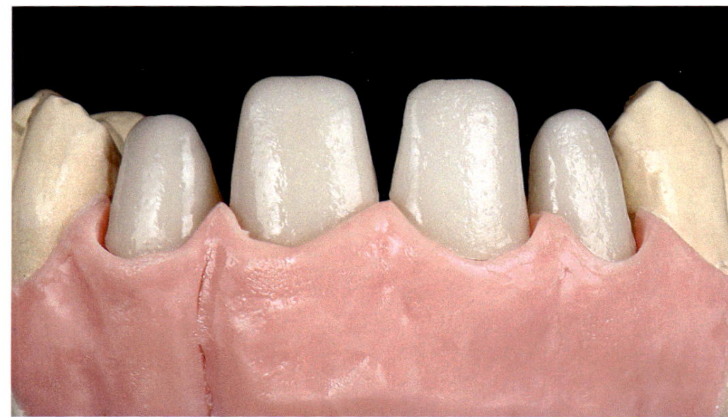

Abb. 11
... und Zahnfleischmaske

Dentin- und Schneideschichtung

Nach all diesen Vorbereitungsschritten kann ich mit dem eigentlichen Schichten beginnen. Die gesamte Front wird zunächst der Anatomie entsprechend komplett mit Dentinmassen aufgebaut (Abb. 12). Mit einem leichten Cut-back schaffe ich dann Platz für die Schneide-, Transpa- und Modifiermassen (Abb. 13).

Die Schneidemassen trage ich schrittweise formgebend auf den dentinreduzierten Cut-back auf (Abb. 14 bis 18). Der entstandene Schneidezahnteller wird mit einer Wechselschichtung aus E2 und E2+CL aufgebracht. Die mesiale und distale Leiste werden nur mit E2 aufgebaut.

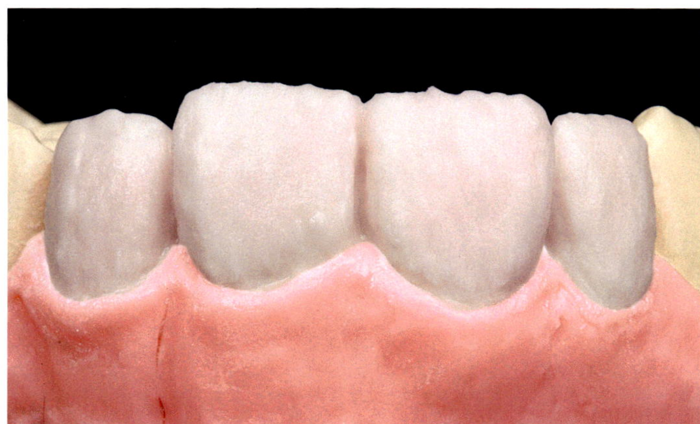

Abb. 12
Dentinaufbau

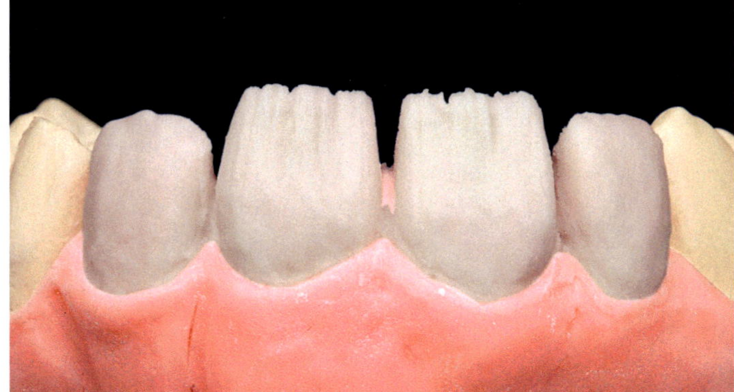

Abb. 13
Cut-back

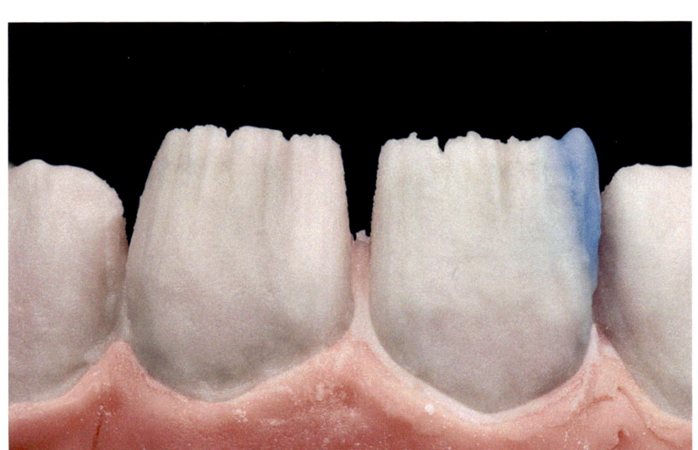

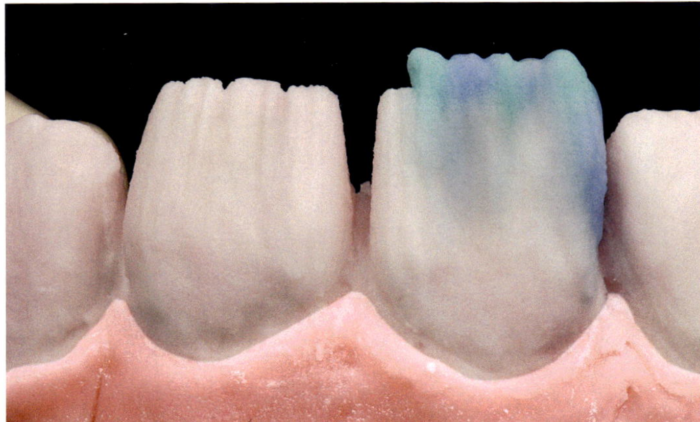

Abb. 14 bis 18
Anlegen des inzisalen Tellers in einer Wechselschichtung aus E2 und E2+CL-Mischung. Mesiale- und distale Leiste jeweils E2. Malplateau für Mamelon- und Effektschichtung. Das Plateau wird hinterher mit Malfarbenfluid benetzt.

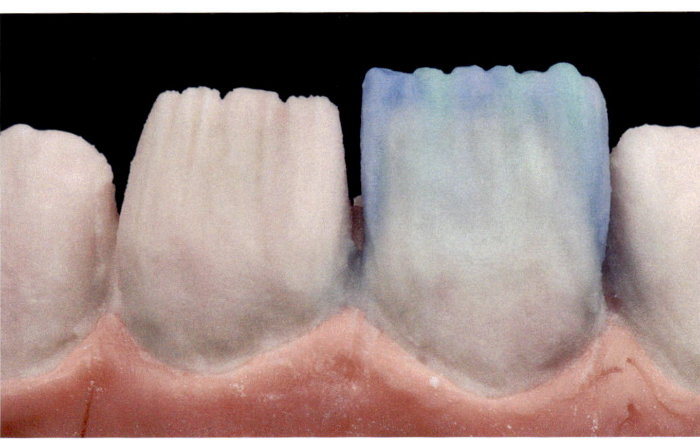

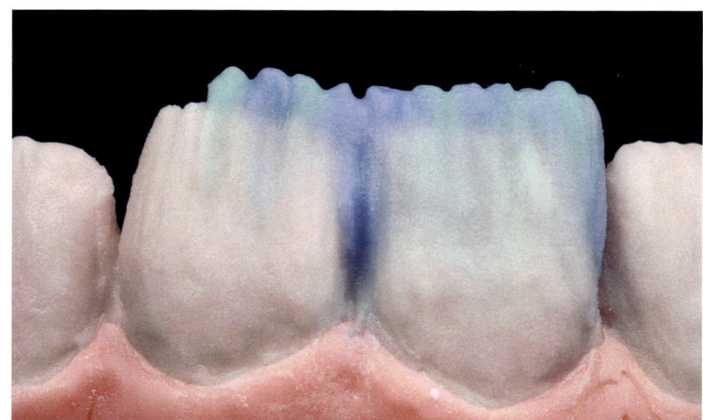

Abb. 14 bis 18
Anlegen des inzisalen Tellers in einer Wechselschichtung aus E2 und E2+CL-Mischung. Mesiale- und distale Leiste jeweils E2. Malplateau für Mamelon- und Effektschichtung. Das Plateau wird vorher mit Malfarbenfluid benetzt.

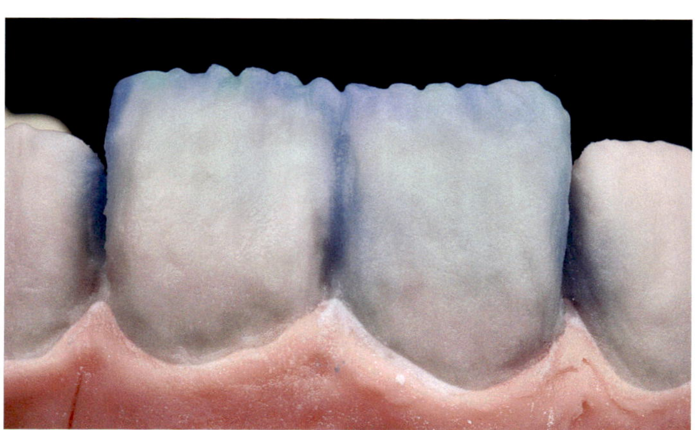

Das so aufgetragene Plateau dient zur Aufnahme der Mamelon- und Effektschichtung. Zuvor wird dieses Plateau mit Malfarbe benetzt, um eine gute Standfestigkeit zu garantieren.

Mamelon- und Effektschichtung

Nun werden die Interna aufgebracht, eine Mischung aus FI3 und Dentin A1, mit Malfarbenflüssigkeit angerührt, um die Mamelons passgenau plazieren zu können (Abb. 19).
Als weitere farblich unterstützende Maßnahme wird FI 5 eingelegt, das ebenfalls mit Malfarbenfluid angemischt und in die Dentinmasse eingeschwämmt wird (Abb. 20 und 21). Mit T3 wird ein bläulicher Transpamassenanteil aufgebaut und über die inzisale Schneidekante gelegt (Abb. 21 und 22).

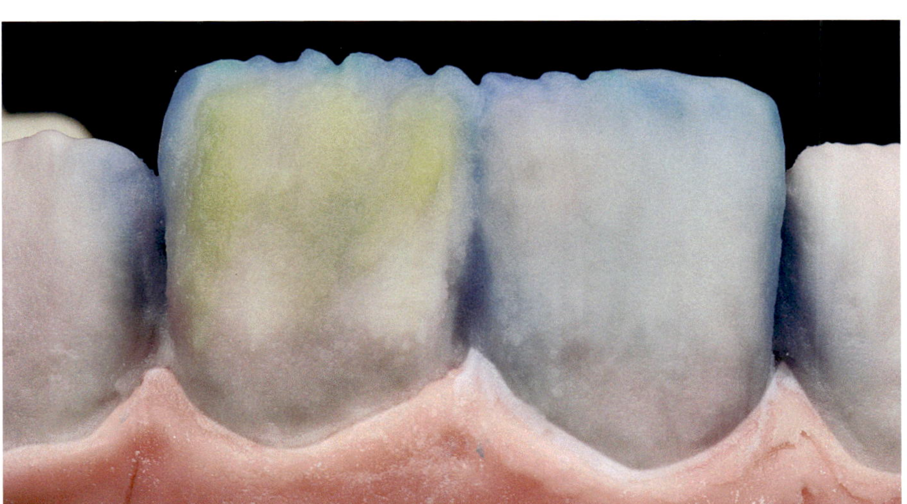

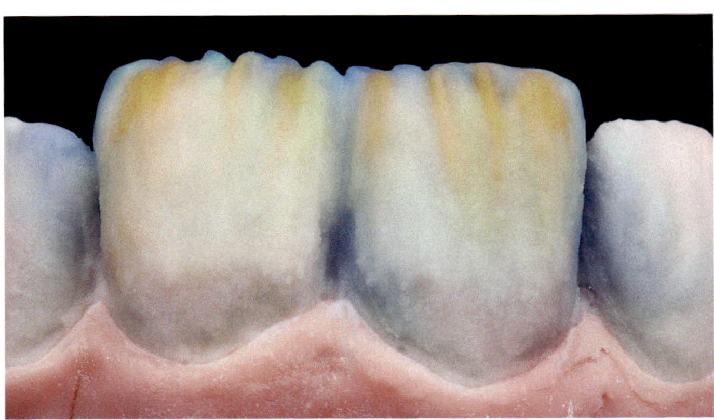

Abb. 19
Mamelon-Mischung aus Fl3 und Dentin A1 (angemischt mit Malfarbenfluid)

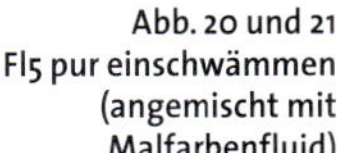

Abb. 20 und 21
Fl5 pur einschwämmen (angemischt mit Malfarbenfluid)

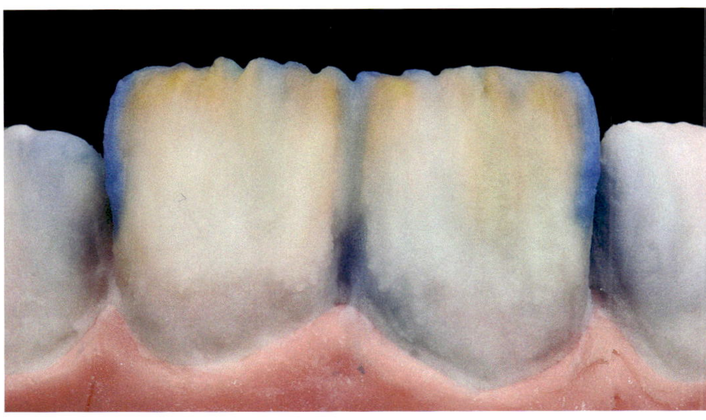

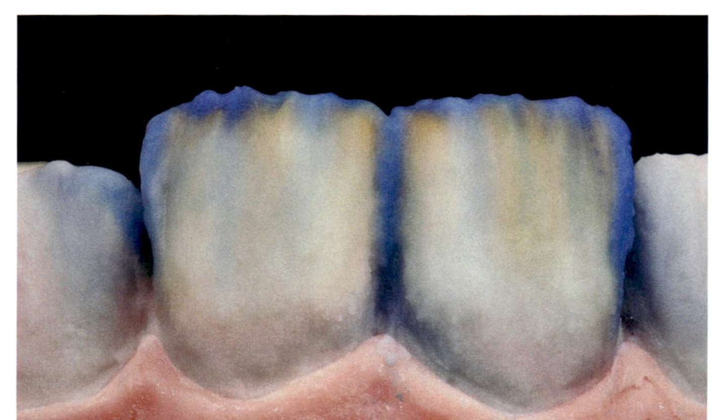

Abb. 22
Anlegen bläulicher Anteile mit T3

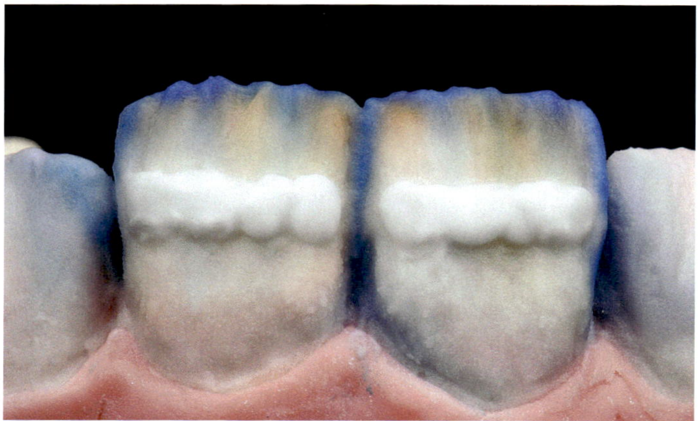

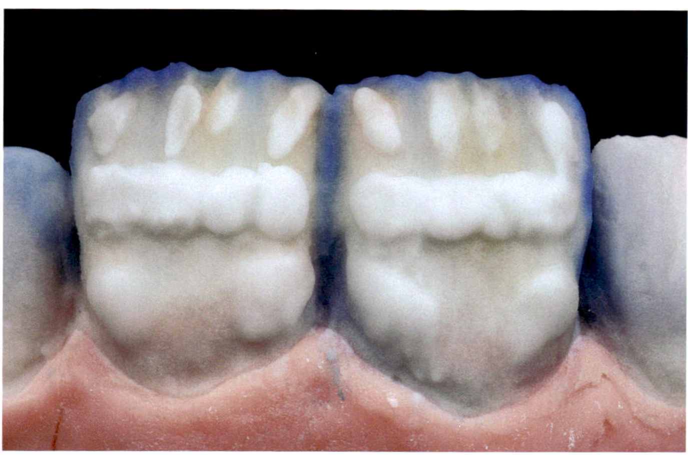

Abb. 23 und 24
Anlegen hellfluoreszierenden Zonen aus einer Mischung aus N4

Fluoreszierende Bereiche werden hervorgehoben, indem man an verschiedenen Bereichen des Zahnes N 4 platziert (Abb. 23 und 24). So wird der Helligkeitswert im mittleren Drittel der Krone gesteuert, was zum natürlichen Erscheinungsbild beiträgt. Für einen weichen Übergang der intensiven Farbeffekte wird N 4 in den inzisalen Teller verschwämmt (Abb. 25).

Kontrastschichtung

Nun sind die warmen Töne an der Reihe. Mit einer Kontrastschichtung aus CI-Massen setzte ich einen Gegensatz zu den helleren Farben (Abb. 19). Diese Zonen sind auch im natürlichen Zahn vorhanden und gewährleisten durch das Wechselspiel der unterschiedlichen Farbnuancen, der natürlichen Farbwirkung sehr nahe zu kommen.

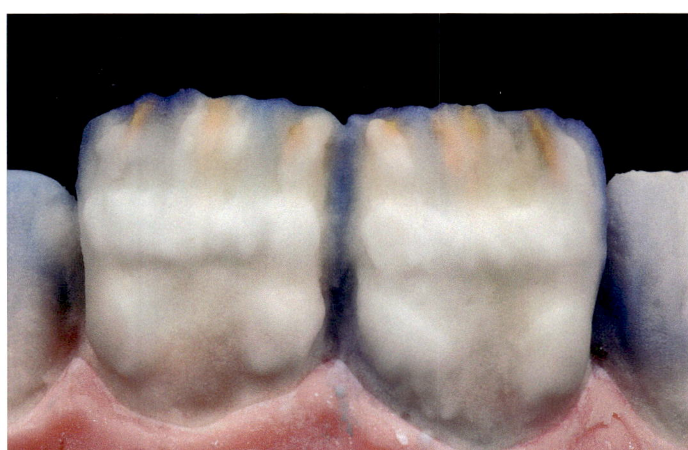

Abb. 25
Aufhellungen verschwämmt

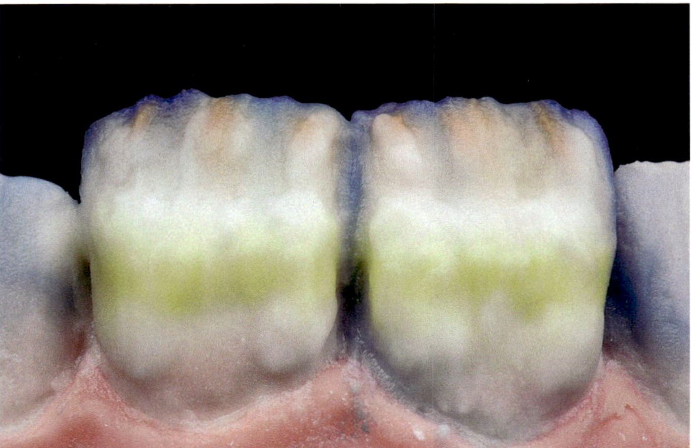

Abb. 26
Kontrastwirkung durch warmtonige CI-Massen

Vervollständigen der Form

Nun beginne ich die Komplettierung des Zahnes mit einer Wechselschichtung aus N1, E2 und E2/Cl-Mischung. Die Flanken werden mit der Masse N1 unterstützt (Abb. 27). Um den Helligkeitswert im inzisalen Schneidebereich zu senken (Abb. 28), wird hier mit der Masse E4 gearbeitet. Schmelzrisse individualisieren das optische Erscheinungsbild mit einem Gemisch aus den Stainsmassen S5 und S7 (Abb. 29). Mit einer Wechselschichtung aus den bereits zuvor beschriebenen keramischen Massen komme ich der endgültigen Zahnform näher (Abb. 30 und 31).

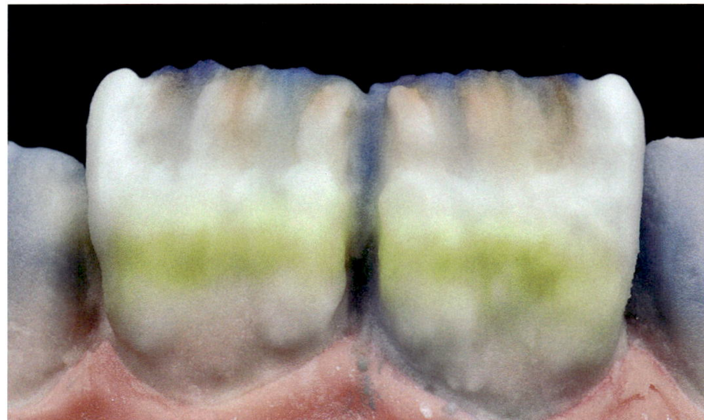

Abb. 27
Kompletierung der Zahnform mit einer Wechselschichtung N1, E2, E2+Cl-Mischung, Cl1, E4. N1 jeweils an den Flanken, ...

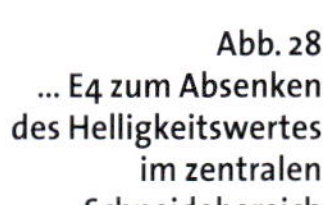

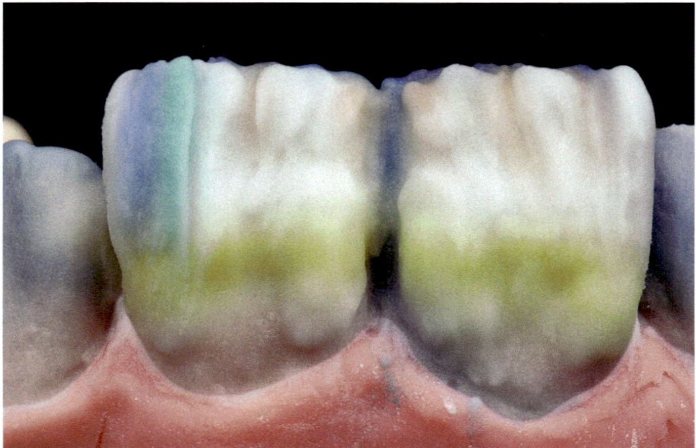

Abb. 28
... E4 zum Absenken des Helligkeitswertes im zentralen Schneidebereich

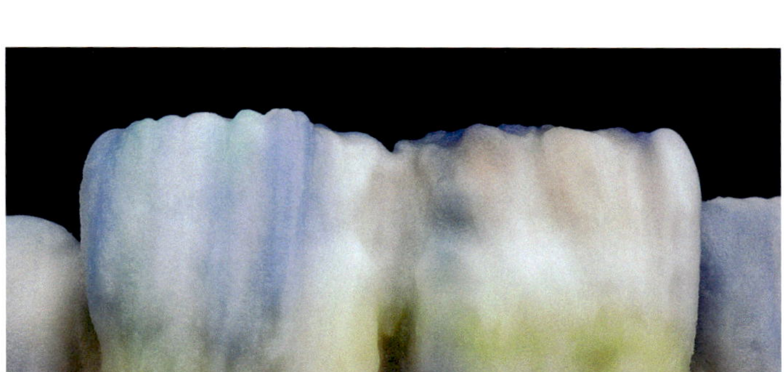

Abb. 29
Anlegen feiner Schmelzrisse in einer Mischung aus S5+S7

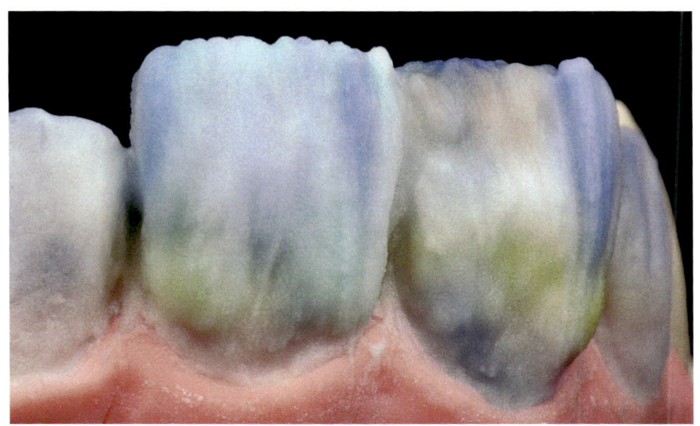

Abb. 30 und 31
Komplettieren der Zahnform

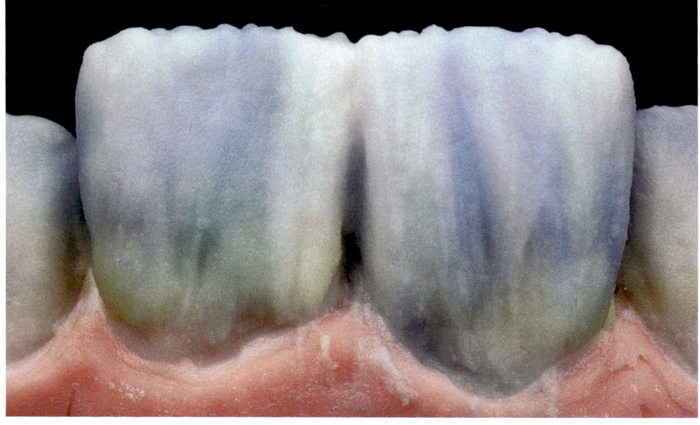

Die kleinen Lateralen werden in gleicher Art und Weise geschichtet. Die Abbildungen 32 bis 43 zeigen die Details der Schichtung.

Inzisaler Saum

Nachdem auch die beiden Zweier bis zum Schneidebereich fertig geschichtet sind, wird der inzisale Saum gezielt mit der Masse CI3 aufgetragen (Abb. 44).

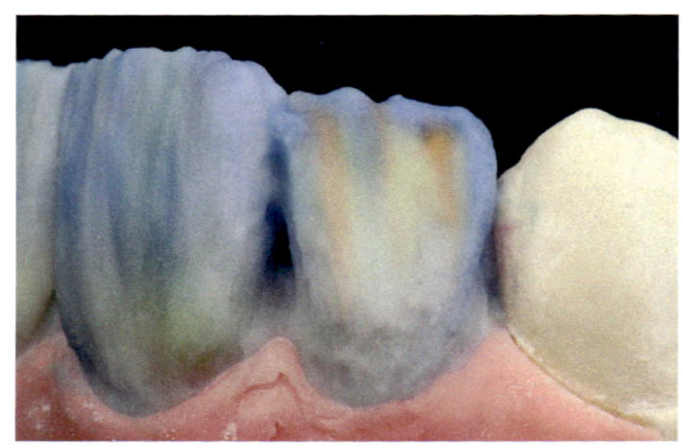

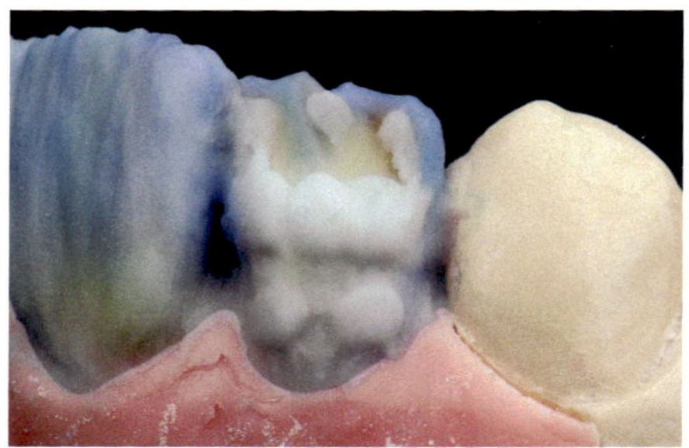

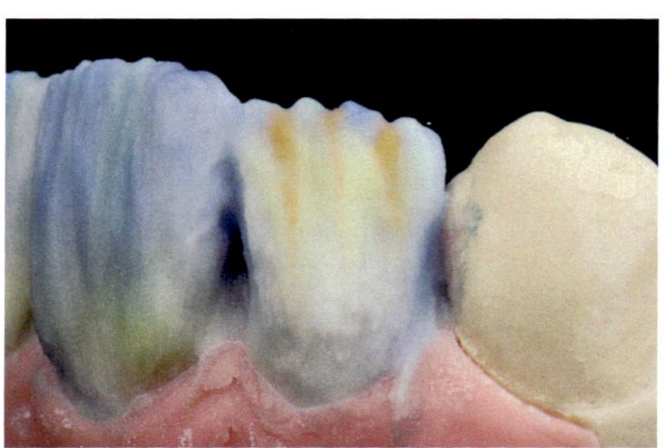

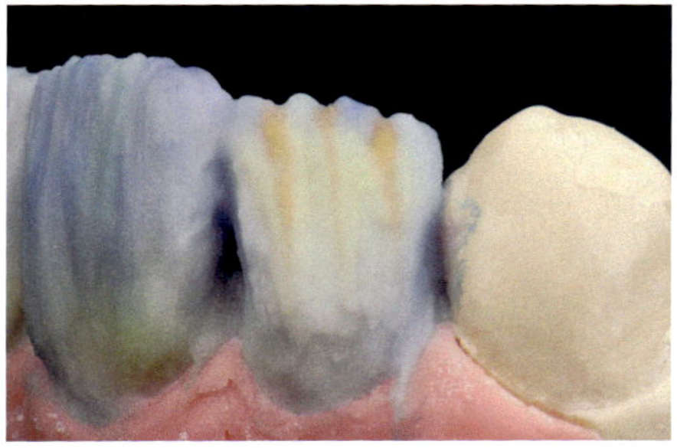

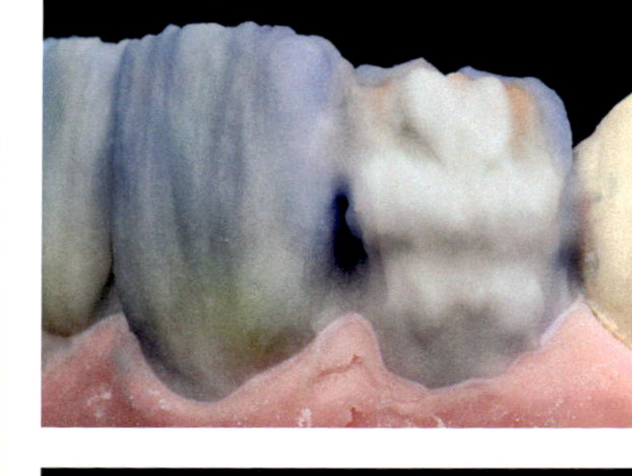

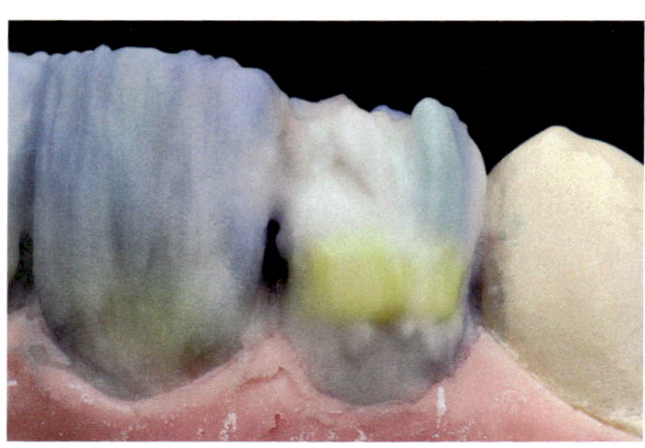

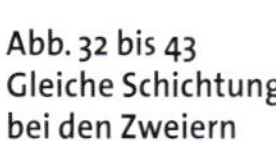

Abb. 32 bis 43
Gleiche Schichtung bei den Zweiern

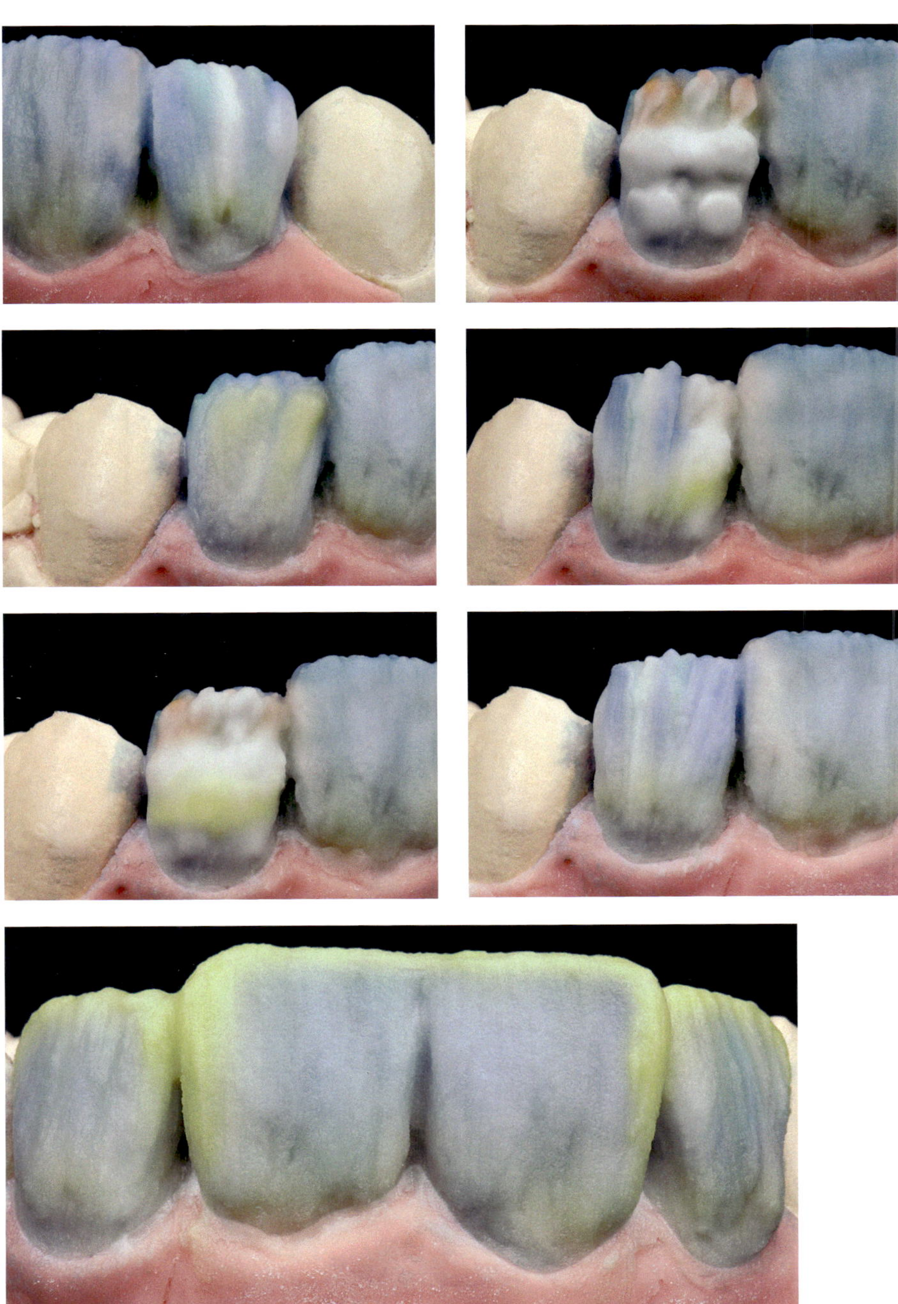

Abb. 44 Anlegen des inzisalen Saumes mit CI3

Palatinalbereich

Palatinal wird ein Cut-back bis zur Schneidekantenmitte vorgenommen (Abb. 45) und mit Modifier A1 eine kleine, dünne Trennschicht aufgelegt. Mit der Transpamasse T3 (Abb. 46) wird der bläuliche Effekt nachgebildet. Nun komme ich zum Ende und forme den palatinalen Bereich mit einer Wechselschichtung aus den verschiedenen Massen E2, E2+CL, N1, Cl 3 und N4 aus (Abb. 47).

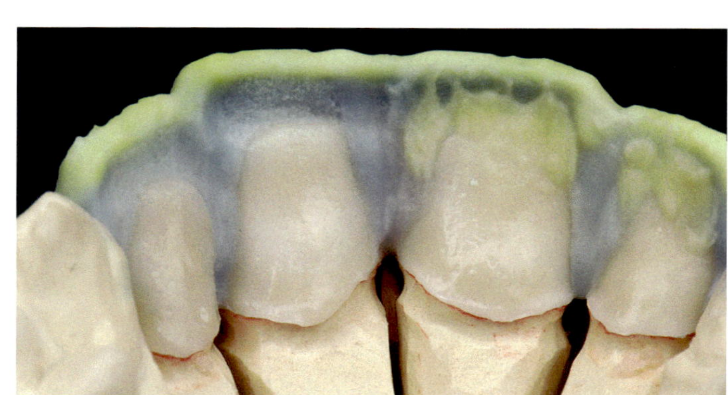

Abb. 45
Palatinales Cut-back bis zur Schneidekantenmitte. Anlegen einer dünnen Trennschicht aus Modifier A1 ...

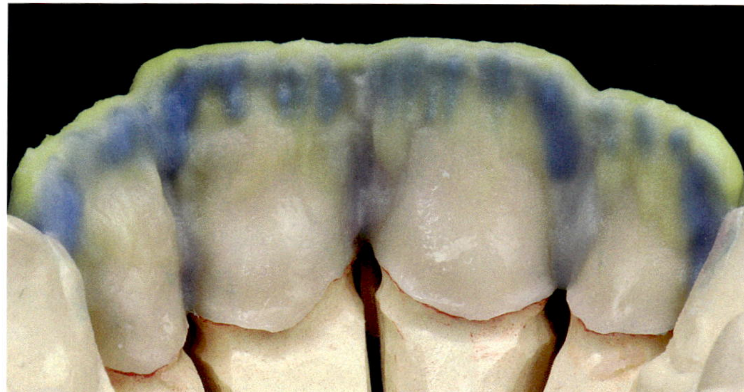

Abb. 46
... und bläulichem T3

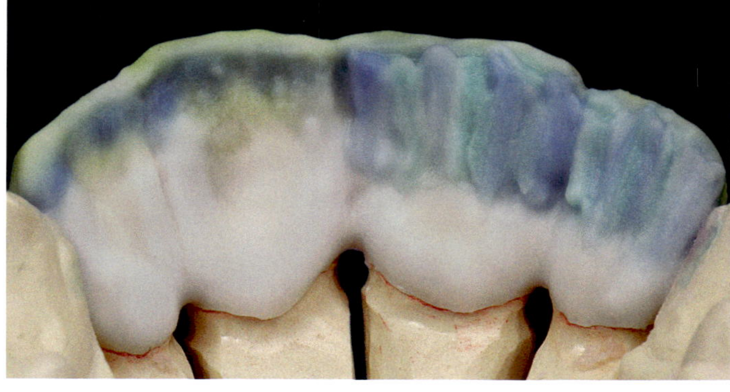

Abb. 47
Ausformen des Palatinalbereiches in Wechselschichtung aus E2,E2+CL,N1,Cl3, N4

Brennen, Korrektur und Glanzbrand

Die komplette Form der beiden Frontzähne ist fertig geschichtet (Abb. 48) und so gebe ich die Restauration zum Brennen in den Ofen. Die Brenntemperaturen halte ich sehr genau nach den Angaben des Herstellers 3M Espe ein. Das gewünschte

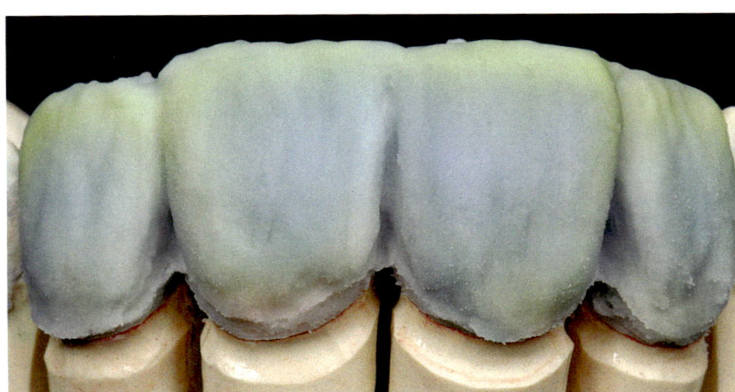

Abb. 48
Die komplette Form der Frontzähne

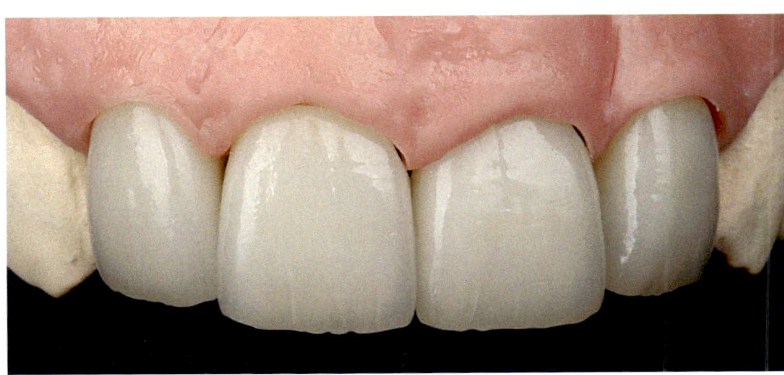

Abb. 49 und 50
Der Glanzbrand bringt das Ergebnis voll zur Geltung

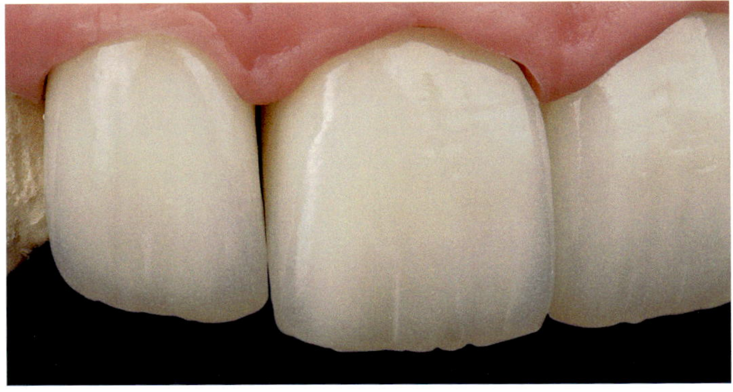

Brennergebnis liegt vor und so kann ich nach kleinen Schleifmaßnahmen den Korrekturbrand ausführen, der hier nicht mehr detailliert beschrieben wird. Der abschließende Glanzbrand bringt das Ergebnis dieser Schichtung voll zur Geltung (Abb. 49 und 50).

Das Finale kommt immer näher und so werden die Zirkonoxidkronen in einer logischen Folge auf den Glanzgrad, entsprechend der natürlichen Zahnoberfläche der Patientin, eingestellt (siehe auch mein Beitrag im „dental-labor" 08/05). Das Umsetzen auf ein ungesägtes Modell (Abb. 51 und 52) und die Farbkontrolle (Abb. 53), sowie der Vergleich zur Ausgangssituation (Abb. 54) sind abschließende Kontrollaufgaben.

Abb. 51 und 52
Kontrolle auf dem ungesägten Modell

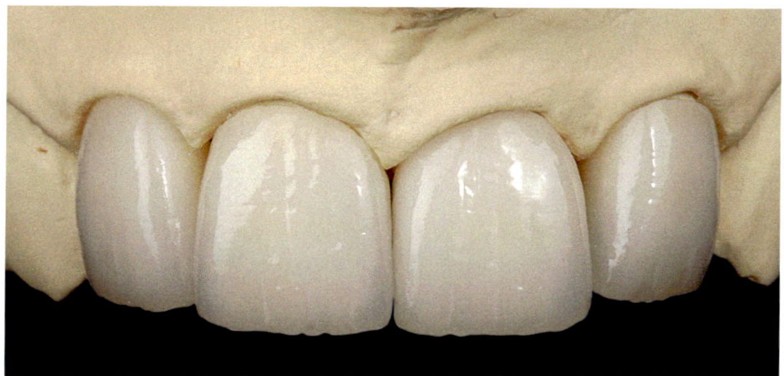

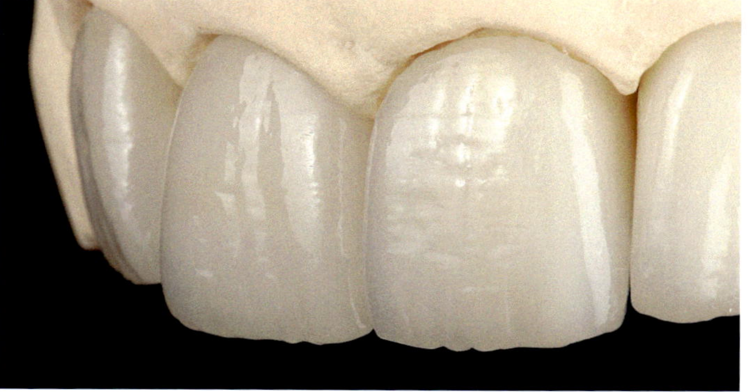

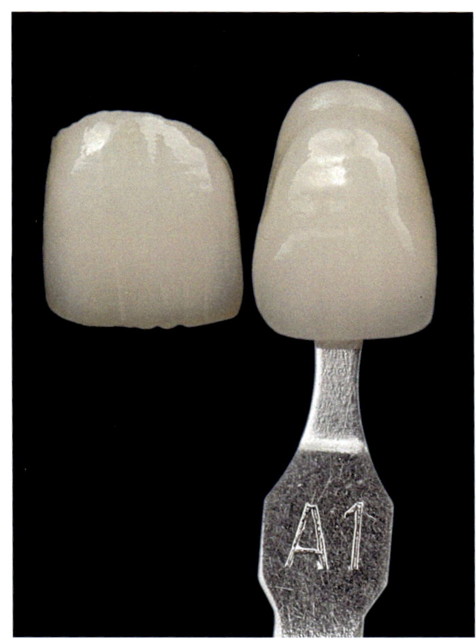

Abb. 53
Farbkontrolle

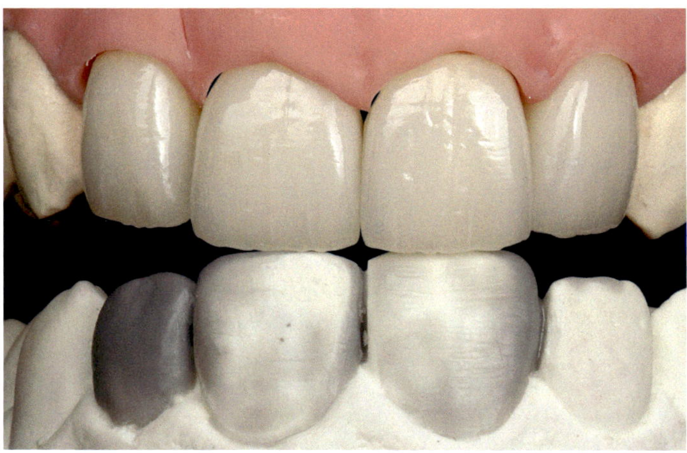

Abb. 54
Vergleich mit der Ausgangssituation

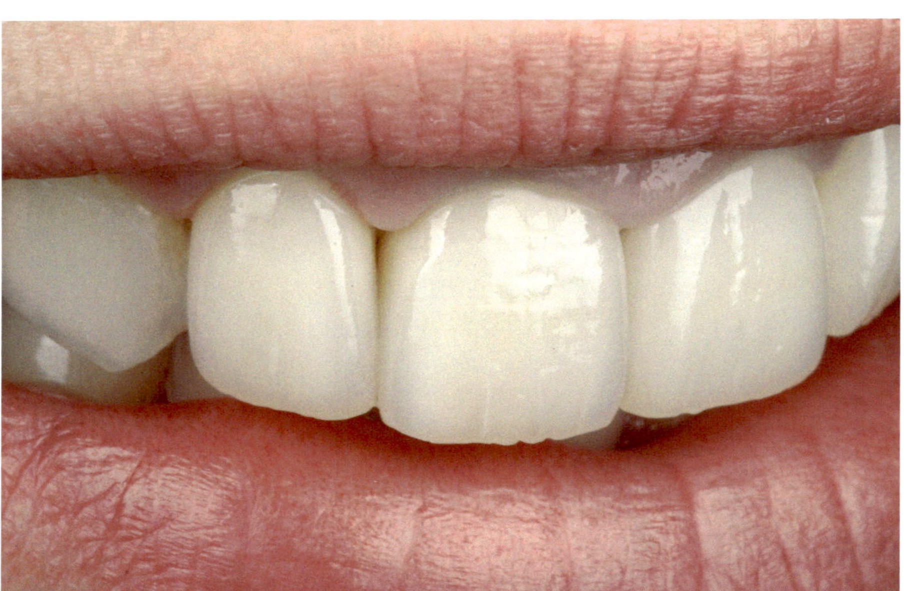

Abb. 55 Die eingesetzten Frontzahnkronen

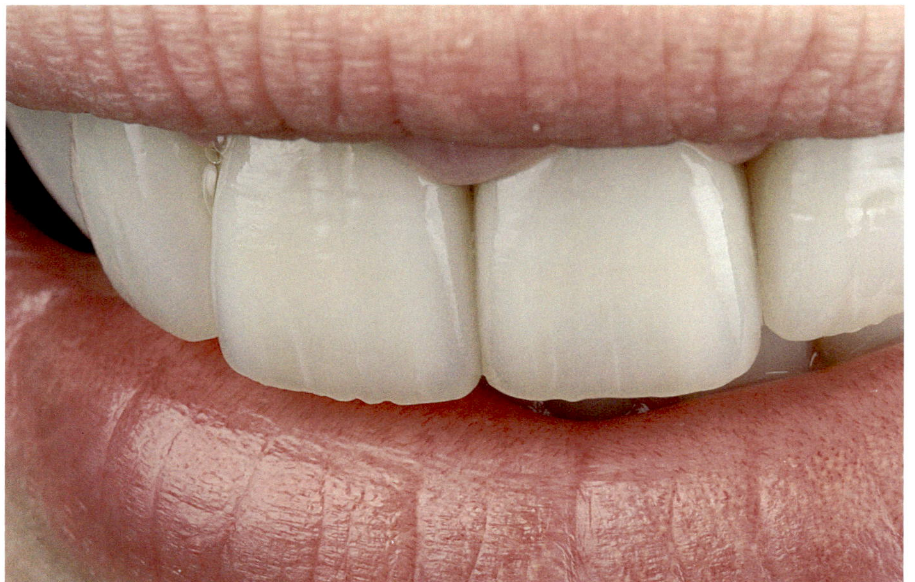

Abb. 56 Ein harmonischer Gesamteindruck

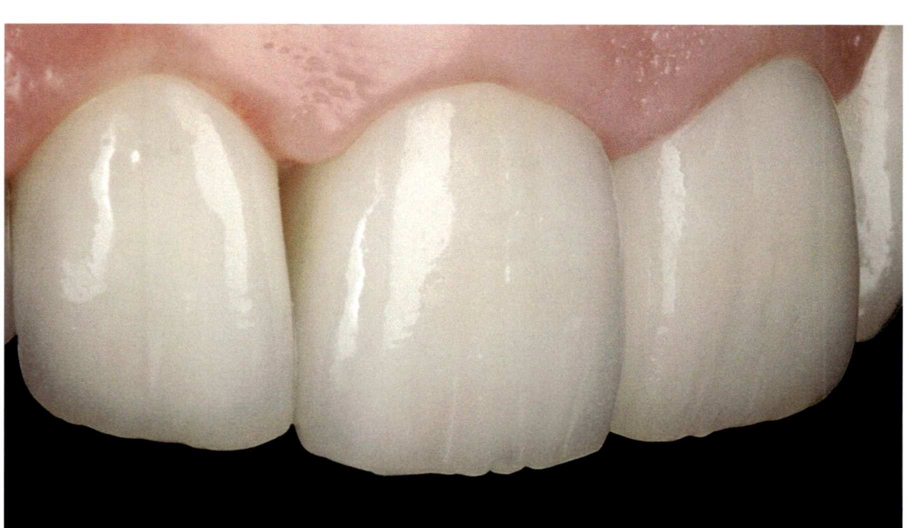

Abb. 57
Ein perfektes Abbild der Natur

Erst im Mund der Patientin kann man letzendlich den Erfolg einer Arbeit beurteilen. Der Gesamteindruck zusammen mit den Lippen gibt uns ein aussagekräftiges Bild. Sowohl der dankbare und glückliche Gesichtsausdruck der Patientin als auch, last but not least, des Zahnarztes runden das harmonische Bild ab und belohnen den unermüdlichen Einsatz unseres Handwerks (Abb. 55 bis 57).

Fazit

Wie Sie in dieser step by step-Dokumentation verfolgen konnten, ist der systematische Weg der richtige Weg zum Erfolg. Die gezeigten Schritte sind stets nachvollziehbar, um mit dem Lava-System eine ästhetische Restauration zu erstellen.

Material
Gerüst: 3M Espe Lava Zirkonoxid
Verblendkeramik: 3M Espe Lava Ceram

Danksagung
Ein Dankeschön für die gute Zusammenarbeit geht an Frau Scherzer aus der Gemeinschaftspraxis Dr. Reichelt und Scherzer.

Natürlich unsichtbar

Wieder einmal präsentiert Jan-Holger Bellmann eine perfekte Imitation der Natur anhand eines Patientenfalles, den er mit Hilfe des Lava-Systems der Firma 3M Espe gelöst hat. Intensive interdisziplinäre Zusammenarbeit mit der Zahnarztpraxis und ein verständnisvolles Umgehen mit dem Patienten haben ihn hierbei unterstützt.

Die Zahntechnik befindet sich bereits seit einigen Jahren im Umbruch. Zuschüsse für Zahnersatz werden in immer geringerem Maße gezahlt und in Zukunft vielleicht ganz aus dem Leistungskatalog der gesetzlichen Kassen gestrichen.

Für uns Laborbesitzer stellen sich nun folgende Fragen:

- Welche Art von Versorgung wird künftig stärker gefragt sein?
- Wird es eine Zwei-Klassen-Medizin geben (gibt es sie nicht längst?)?
- Für welche Klasse entscheide ich mich?
- Macht es Sinn, beides anzubieten?
- Welche Investitionen kommen auf mich zu, wenn ich konkurrenzfähig bleiben möchte?
- Für welche Techniken oder Systeme soll ich mich entscheiden?
- Was ist wirtschaftlich?
- Sehe ich überhaupt eine Perspektive in der Zahntechnik?

Wenn Sie von mir an dieser Stelle Antworten auf diese Fragen erwarten, so muss ich Sie enttäuschen. Auf die meisten dieser Fragen kann es ebenso wenig eine Standardantwort geben wie es auch keinen Standardzahnersatz geben wird, obgleich ich Letzteres nur vermuten kann. Sicher ist nur eines: Die Zukunft ist „natürlich unsichtbar“. Aus dieser Erkenntnis heraus setze ich auf natürlichen und „unsichtbaren“ Zahnersatz.
Ich habe mich unter anderem für das Lava-System der Firma 3M Espe mit ihrem eingefärbten Zirkonoxid entschieden. Die Wahl fiel auf Lava, weil es mit der Lava Ceram zusammen ein in sich schlüssiges System darstellt, das sowohl farblich, wie auch vom WAK-Wert perfekt aufeinander abgestimmt ist. Zudem begrenze ich das Risiko hoher Investitionen für den Fall, dass meine Zukunftsprognosen doch nicht zutreffen sollten. Das lässt mich entspannter und zufriedener nach vorne schauen.

Fallbeispiel

Unser Patient hatte sich mit lange Zeit unbehandeltem Kariesbefund in die Praxis begeben, was ihn aufgrund seiner ausgeprägten Angst vor Zahnärzten enorme Überwindungskraft kostete. Die vertrauenerweckende Behandlungsweise des Zahnarztes Dr. Reichelt half ihm dabei, seine Angst zu bewältigen.

Zu Beginn der Behandlung diente eine diagnostische und ästhetische Analyse mit Hilfe eines Wax-up zur Zieldefinierung (Abb. 1 und 2). Man entschied sich für vollkeramische Frontzahnkronen und zwei Seitenzahnbrücken auf Lava-Zirkonoxidgerüsten.

Gerüstherstellung

Das Herstellen der Lava-Gerüste übernimmt ein Fräszentrum. Beim Outsourcing kommt es sehr auf eine gute Kommunikation mit dem Fräszentrum an, damit es zu keinem Zeitverlust kommt. Was vor dem Verschicken der Modelle zu berücksichtigen ist, zeigt folgende Checkliste:

- Kontrolle der Abformung
- Kontrolle der Präparation (Präparationsrichtlinien beim Außendienst der Firma 3M Espe erhältlich)
- Kontrolle der Einschubrichtung (Divergenzen nicht möglich)
- Verwendung von scanbaren Gipsen (möglichst hell)

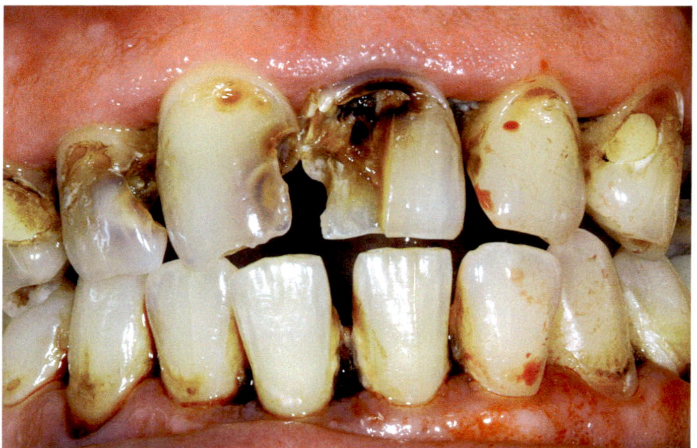

Abb. 1
Ausgangssituation

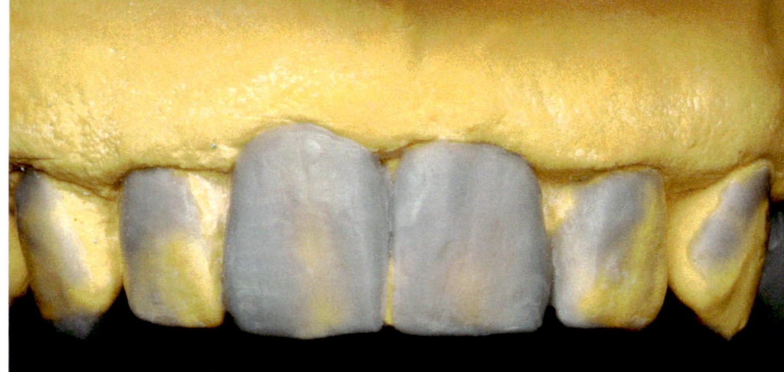

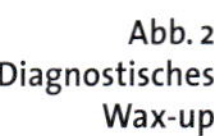

Abb. 2
Diagnostisches Wax-up

- Sägeschnittmodell mit leicht herausnehmbaren Stümpfen
- Ausblocken von Defekten und Blasen mit Wachs (am besten Scanwachs der Firma dentona)
- Quetschbiss mit Impressionen der Antagonisten
- eventuell Wax-up
- Präparationsgrenzen nicht einzeichnen
- Stümpfe nicht lackieren oder härten
- Präparationsgrenzen müssen deutlich unterkehlt sein.

Gerüstdesign

Die bestehenden Regeln zur Herstellung von Metallgerüsten gelten weitestgehend auch für Zirkonoxidgerüste. Mit Hilfe des digitalen Wachsmessers ist das Fräszentrum in der Lage, ein perfektes Gerüst zu designen. Zusätzliche Anhaltspunkte liefern Quetschbiss oder Wax-up, die mit eingescannt werden können (Abb. 3 bis 7).

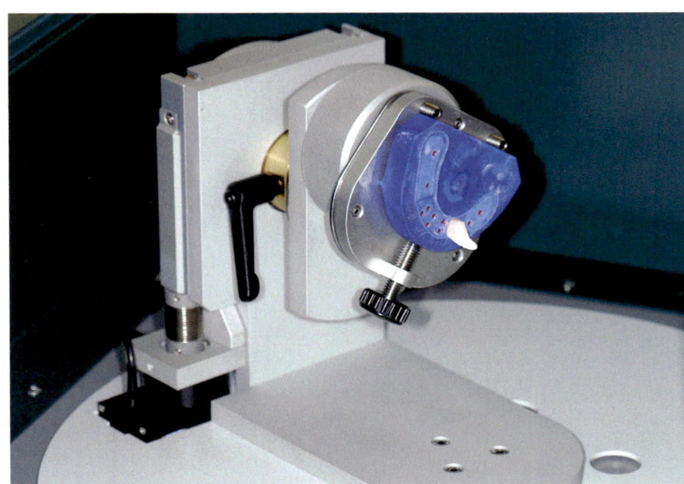

Abb. 3 bis 5
Mit Hilfe des digitalen Wachsmessers ist das Fräszentrum in der Lage, ein perfektes Gerüst zu designen. Der Quetschbiss liefert zusätzliche Anhaltspunkte.

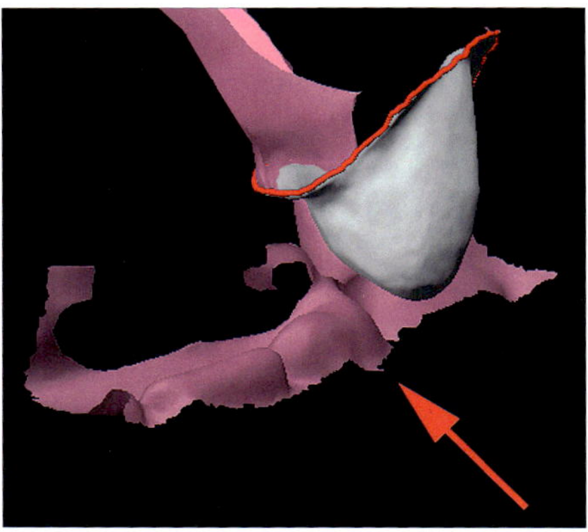

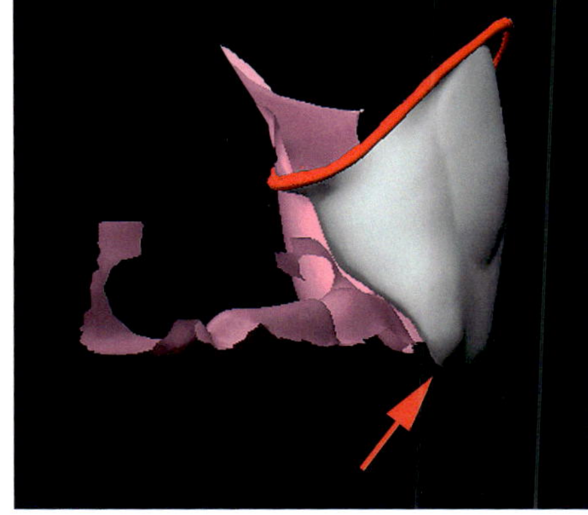

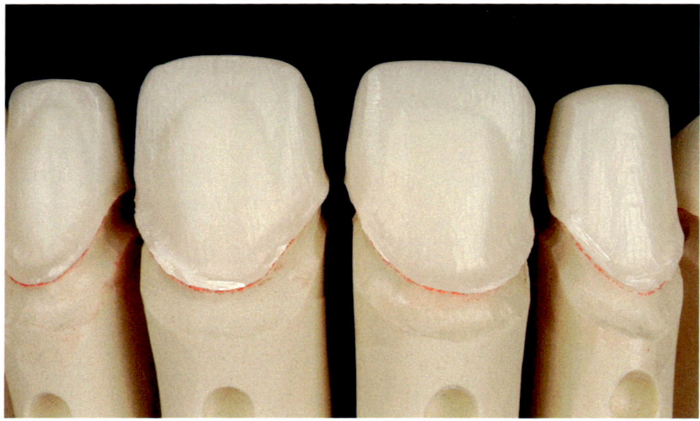

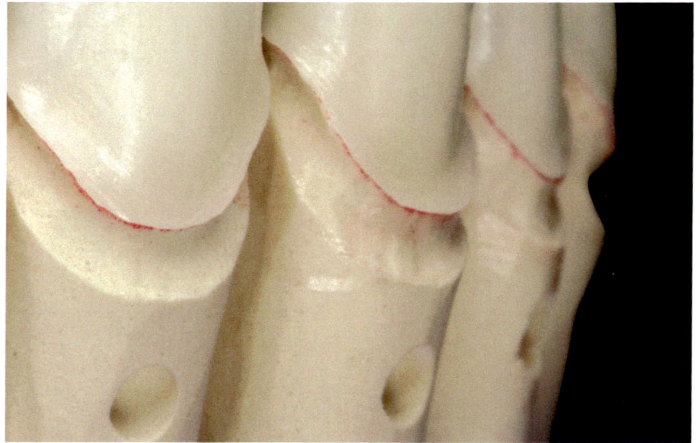

Abb. 6 und 7
Die mit dem digitalen Wachsmesser designten Käppchen aus Zirkondioxid

Farbnahme

Die Farbnahme ist ein besonders wichtiges Thema. Daher nehme ich sie auch immer selbst vor – im Labor oder in der Praxis. Anhand der Farbplättchen der Lava-Ceram wähle ich die benötigten Massen für die Schichtung aus. Das neue Performer-Set bietet dabei eine große Bandbreite an fluoreszierenden und opaleszierenden (Abb. 8 bis 13) Effektmassen an, welche die Restauration später auch in kritischen Lichtverhältnissen nicht als Kronen enttarnen.

Für die individuelle Schichtung fertige ich detaillierte Zeichnungen an. Die digitale Fotografie unterstützt das ganze Prozedere. So stehen mir zu jeder Zeit die Bilddaten der Patienten zur Verfügung, um die Restauration optimal ins vitale Umfeld des Mundes zu integrieren.

Ein weiterer wichtiger Aspekt des persönlichen Patientenkontakts bei der Farbnahme ist, dass die Person als Individuum in den Vordergrund gerückt wird. Es entsteht eine Beziehung zwischen mir und dem Patienten. Ich erhalte einen Einblick in seine Wünsche, Bedenken und Vorstellungen. Indem ich gezielt darauf eingehe, baue ich Vertrauen auf.

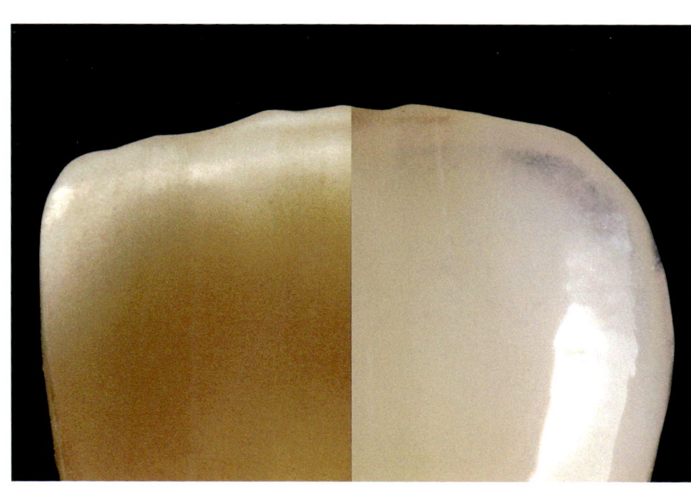

Abb. 8
Opaleszenz der neuen Lavamassen

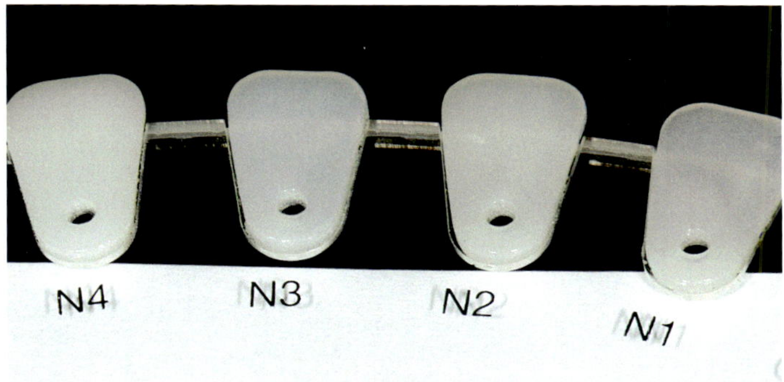

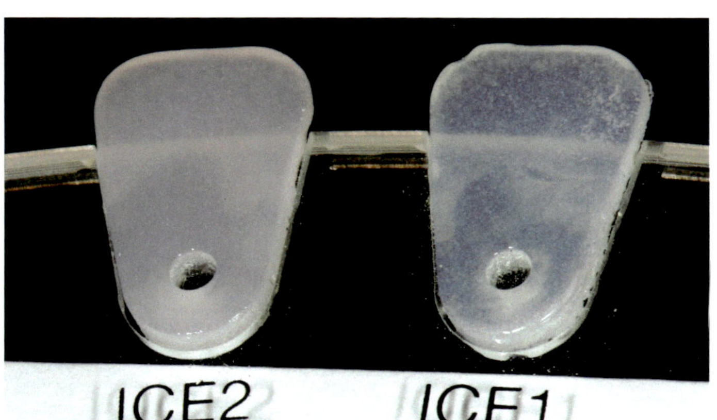

Abb. 9 bis 13
Lava-Ceram-Farbplättchen für die Farbnahme. Performer-Set für fluoreszierende und opaleszierende Effektmassen.

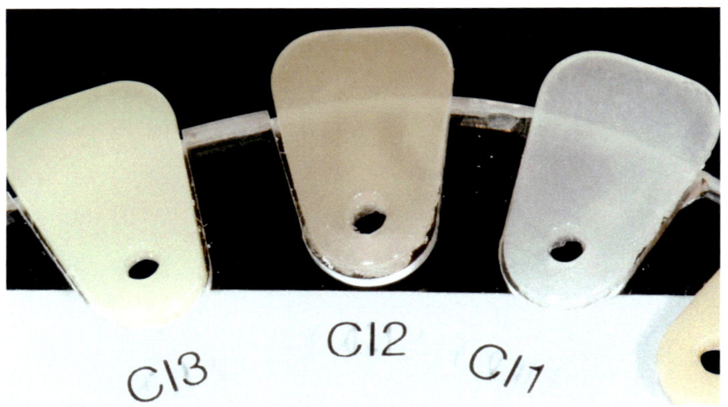

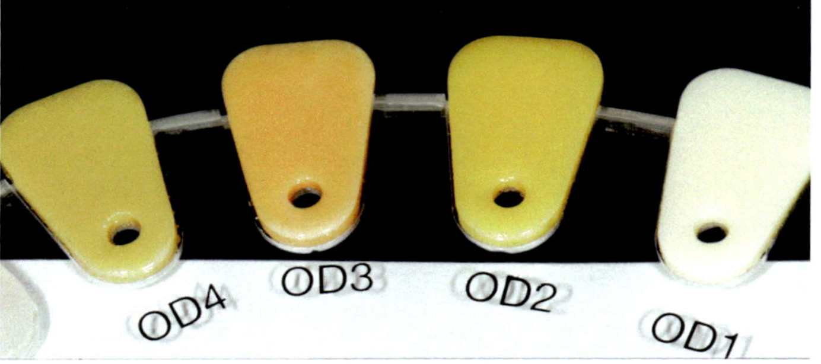

Abb. 11 bis 13
Lava-Ceram-Farbplättchen für die Farbnahme. Performer-Set für fluoreszierende und opaleszierende Effektmassen.

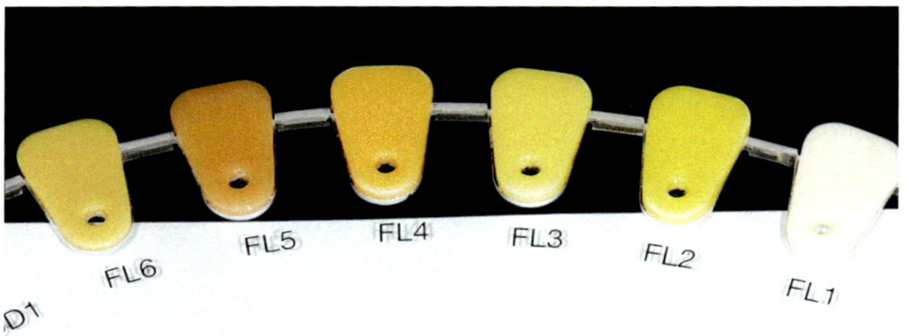

Individuelle Schichtung

Da das Lava-Käppchen keine eigene Fluoreszenz besitzt, ist es zunächst nötig, eine erste dünne Schicht mit fluoreszierendem Modifier (MO) aufzutragen und zu brennen. Zur Steuerung unterschiedlicher Helligkeits- und Chromazonen können auch fluoreszierende Mamelon-Massen (FL) zum Beispiel am Zahnhals oder von palatinal mit hinzugezogen werden (Abb. 14 bis 18).

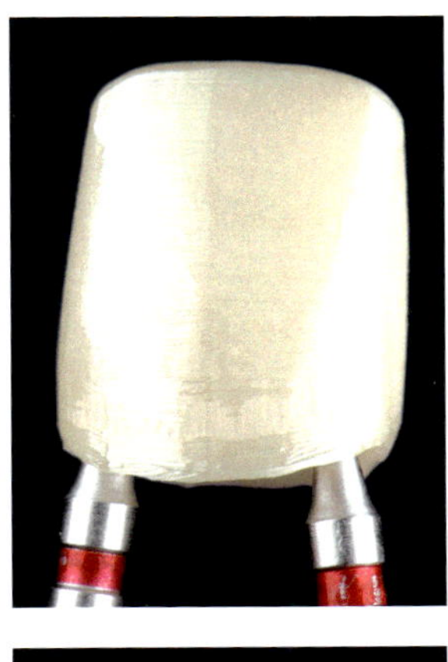
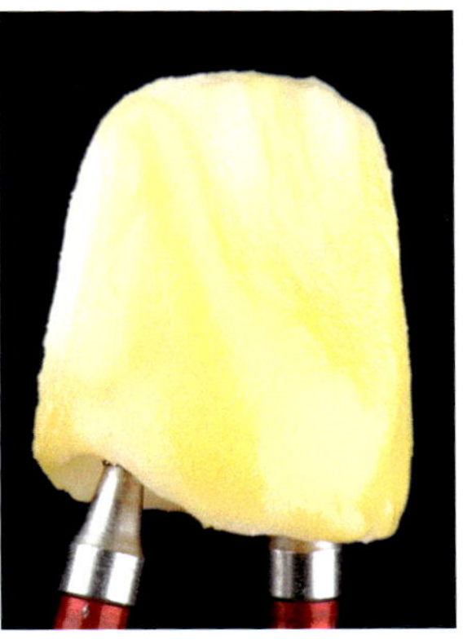
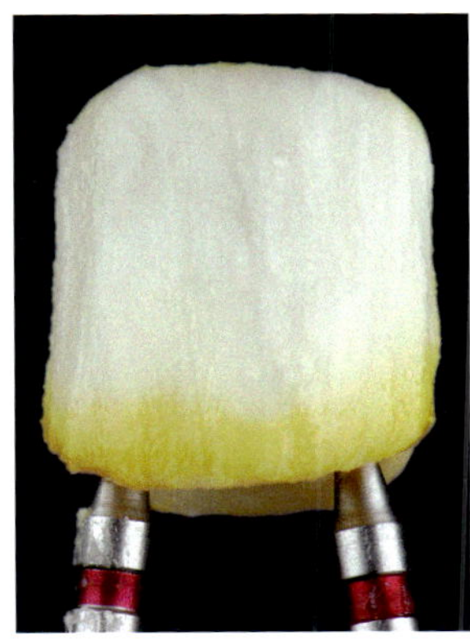

Abb. 14 bis 16
Steuerung unterschiedlicher Helligkeits- und Chromazonen mit fluoreszierenden Mamelonmassen (FL)

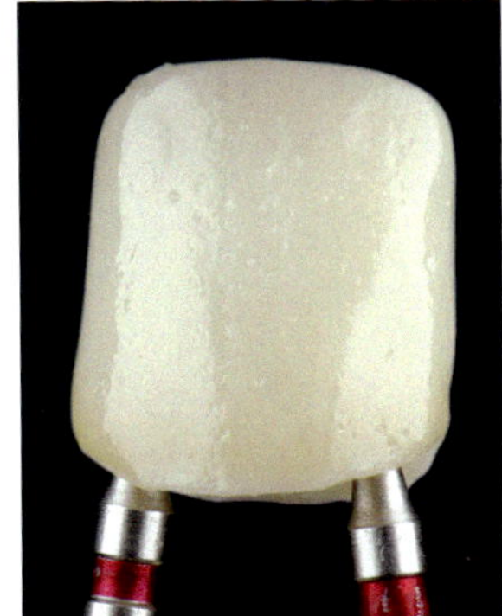
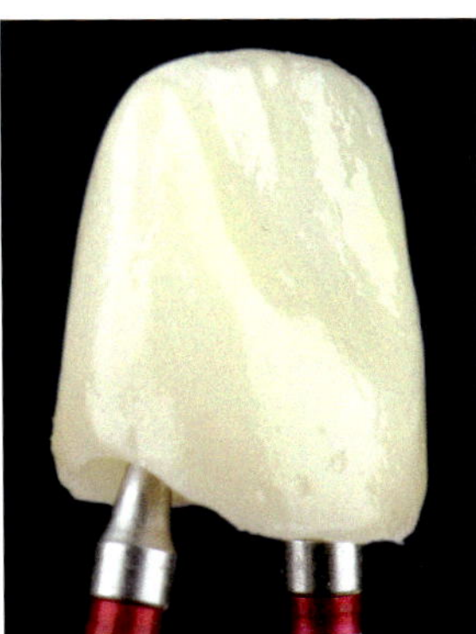

Abb. 17 und 18
Unterschiedliche Steuerung der Helligkeitszonen

Dentin- und Schneideschichtung

Nach all diesen Vorbereitungsschritten kann ich mit dem eigentlichen Schichten beginnen. Die gesamte Form wird zunächst komplett mit Dentinmassen aufgebaut (Abb. 19). Mit einem Cut-back schaffe ich dann Platz für die Schneide-, Transpa- und Mamelonmassen (Abb. 20 und 21). Der Inzisalteller wird mit einer Wechselschichtung aus E2 und E2+CL aufgebracht (Abb. 22 bis 24). Das so aufgetragene Plateau dient zur Aufnahme der Mamelon- und Effektschichtung. Zuvor wird dieses Plateau mit Malfarbenflüssigkeit benetzt, um einen weicheren Effekt zu erreichen, ähnlich wie bei einem Aquarellbild.

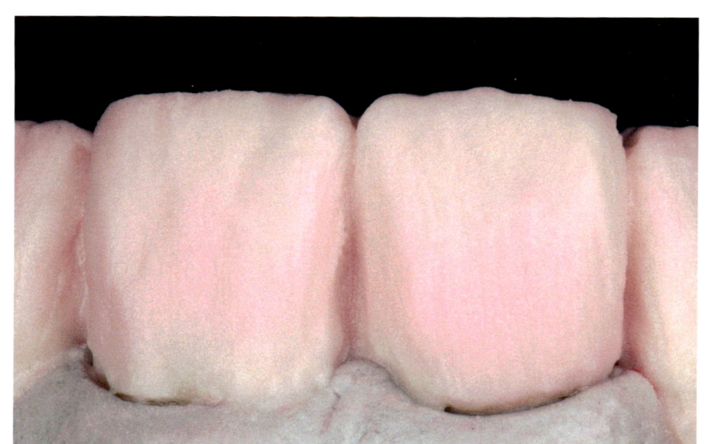

Abb. 19
Anatomischer Aufbau
mit Dentinmassen

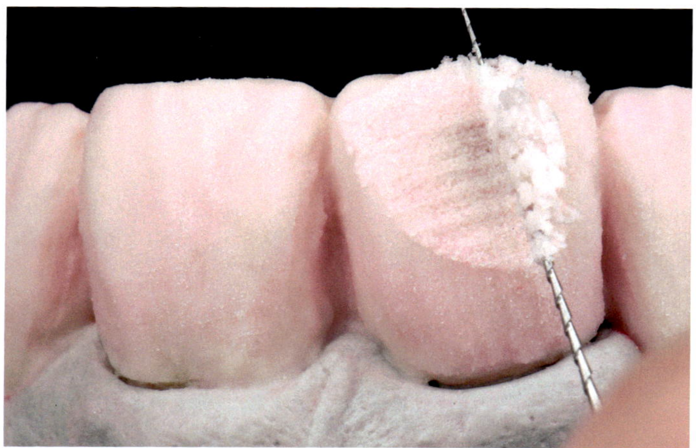

Abb. 20 und 21
Ein Cut-back schafft
Platz für die Schneide-,
Transpa- und
Mamelonmassen

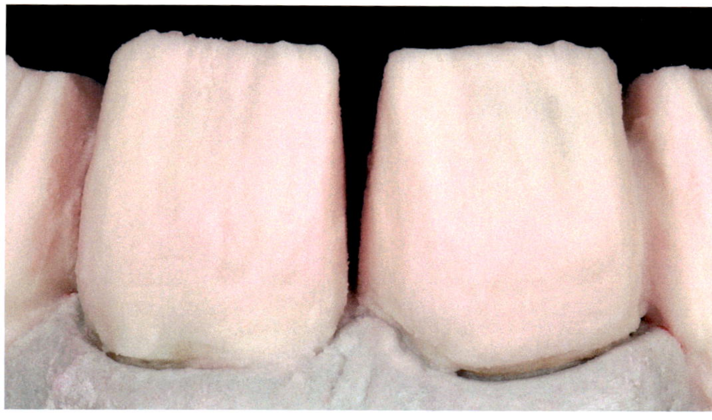

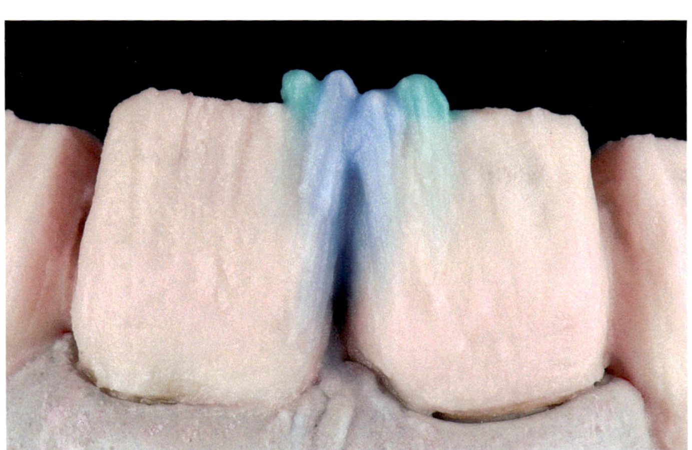

Abb. 22 bis 24
Inzisalteller mit einer Wechselschichtung aus E2 und E2+CL

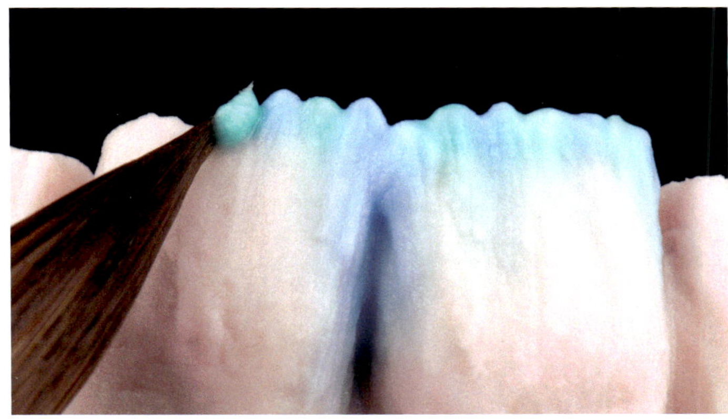

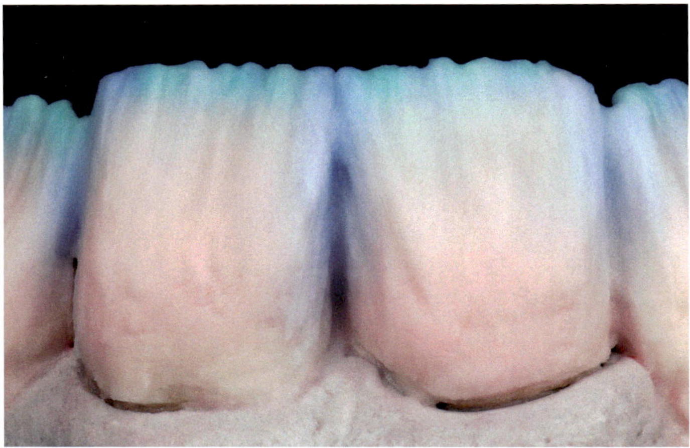

Mamelon- und Effektschichtung

Nun werden die Interna aus den fluoreszierenden FL-Massen aufgebracht.

Die FL-Massen werden dabei ebenfalls mit Malfarbenflüssigkeit angerührt, um die Mamelons fließend und weich platzieren zu können (Abb. 25). In diesem Fall habe ich wechselweise FL3, FL4 und FL5 verwendet. Mit Ice 1 werden bläulich transparente Unterbrechungen in die Zwischenräume der Mamelonschichtung gelegt (Abb. 26).

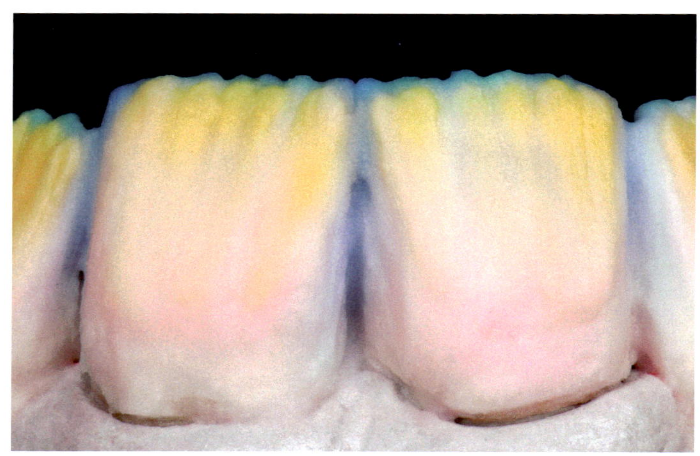

Abb. 25
Fließendes Platzieren der Mamelons mit fluoreszierenden FL-Massen FL3, FL4 und FL5

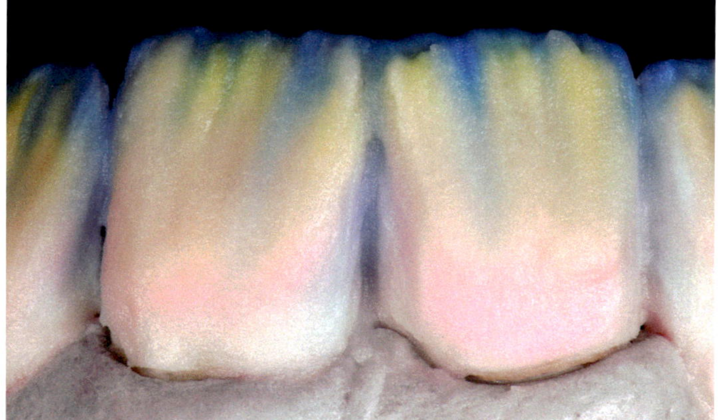

Abb. 26
Bläulich transparente Unterbrechungen mit Ice 1

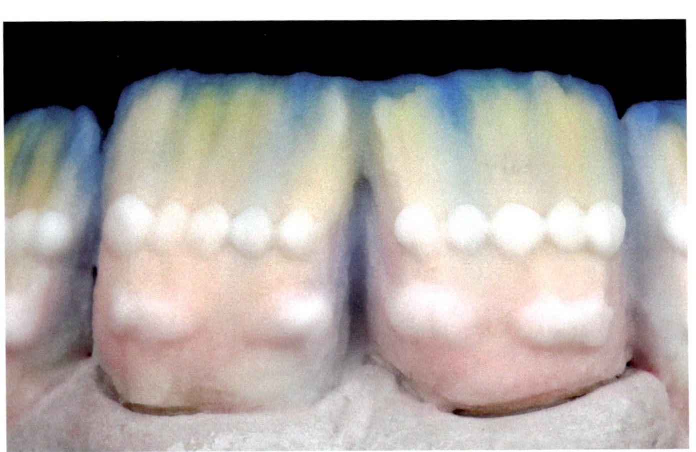

Abb. 27 und 28
Erhöhen des Helligkeitswertes durch N 4

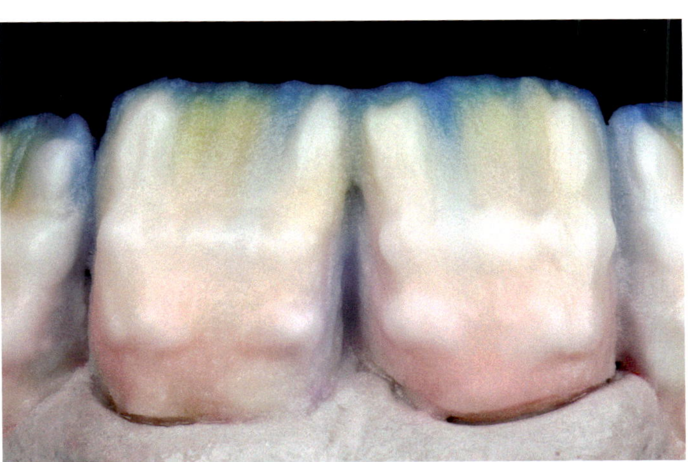

Weiß fluoreszierende Bereiche werden hervorgehoben, indem man an verschiedenen Bereichen des Zahnes N 4 platziert und diffus verschwämmt (Abb. 27 und 28). Diese Bereiche erhalten so einen erhöhten Helligkeitswert.

Kontrastschichtung

Mit einer Kontrastschichtung aus warmtransparenten CI-Massen setze ich einen Gegensatz zu den helleren Farben (Abb. 29). Diese Zonen sind auch im natürlichen Zahn vorhanden und gewährleisten durch das Wechselspiel der unterschiedlichen Farbnuancen der natürlichen Farbwirkung sehr nahe zu kommen.

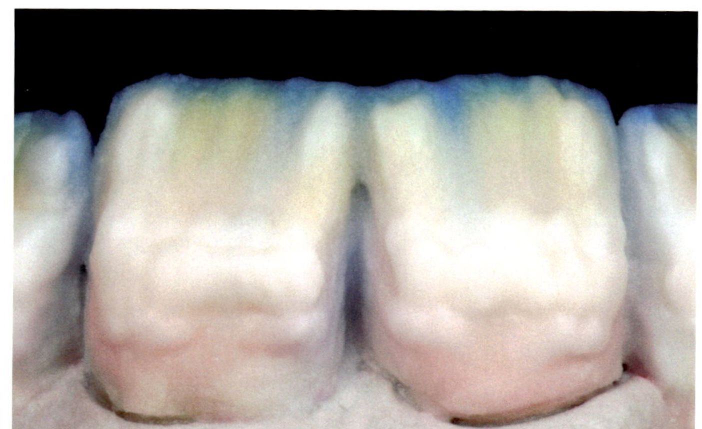

Abb. 29
Gegensatz zu den helleren Farben: Kontrastschichtung aus warmtransparenten Cl-Massen

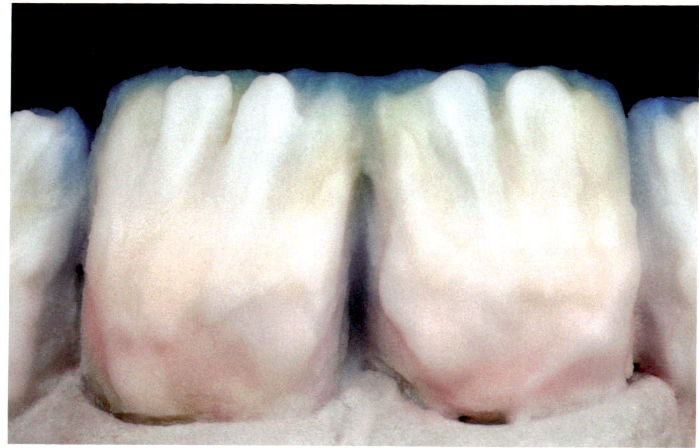

Abb. 30
Senken des Helligkeitswertes im inzisalen Schneidebereich mit E4

Vervollständigen der Form
Mit einer Wechselschichtung komplettiere ich nun die Zahnform. Um den Helligkeitswert im inzisalen Schneidebereich zu senken (Abb. 30), arbeite ich hier mit der Standardmasse E4. Aus einer N1, E2, E2+CL-Mischung vervollständige ich die Form.

Schmelzrisse individualisieren das optische Erscheinungsbild – sie werden mit einer Mischung aus Stain 7 und Stain 5 eingelegt (Abb. 31 und 32).

Die kleinen Lateralen werden in gleicher Art und Weise geschichtet.

Palatinalbereich
Palatinal wird ein Cut-back bis zur Schneidekantenmitte vorgenommen und mit Modifier oder FL-Massen eine kleine, dünne Trennschicht aufgelegt (Abb. 33 bis 35).

Nun komme ich zum Ende und forme den palatinalen Bereich mit einer Wechselschichtung aus den verschiedenen Massen E2, E2+CL, N1, Cl 3 und N4 (Abb. 36 und 37).

Inzisaler Saum
Nachdem der Palatinalbereich fertig geschichtet ist, wird der inzisale Saum mit einer Mischung der Massen Cl3 und Cl2 aufgetragen (Abb. 38). In der Regel entsteht der inzisale Saum durch die Opal-Schneiden-Schichtung von ganz alleine, und es ist nicht mehr nötig, eine opakere Mischung aus Dentin und Schneide anzulegen. Cl 2 und 3 unterstützen lediglich den Warmton des Halos.

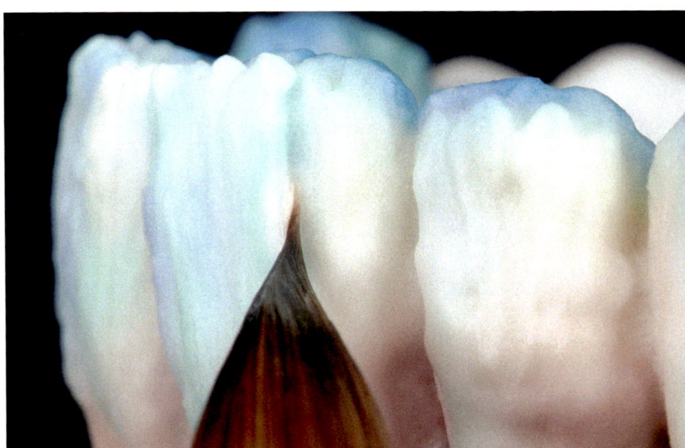

Abb. 31
Schmelzrisse mit einer Mischung aus Stain 7 und Stain 5

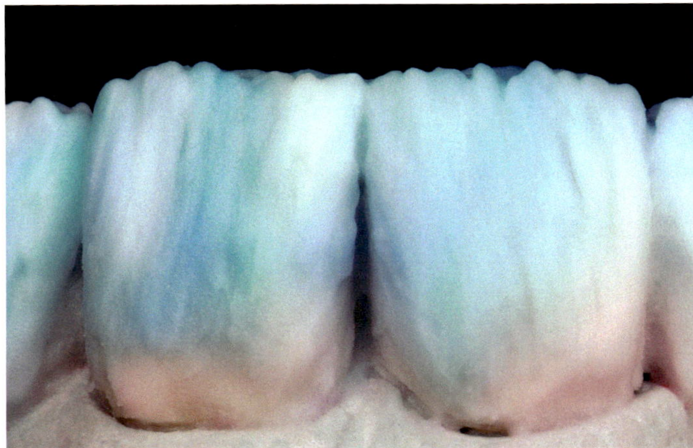

Abb. 32
Die komplettierte Form

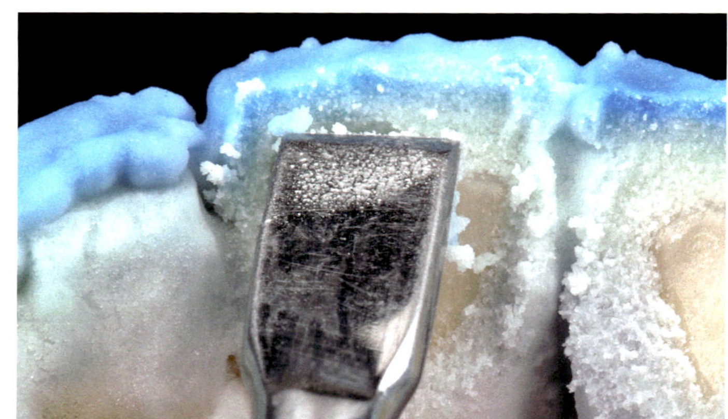

Abb. 33
Cut-back bis zur Schneidekantenmitte

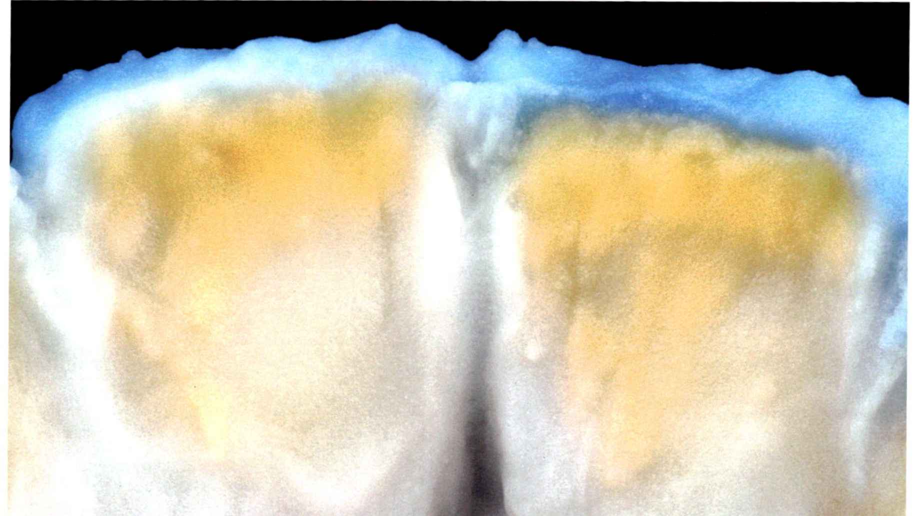

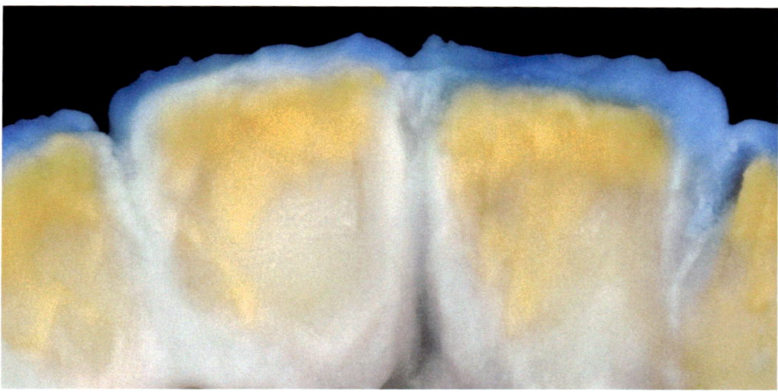

Abb. 34 und 35
Auflegen kleiner, dünner Trennschichten aus Modifier oder FL-Massen

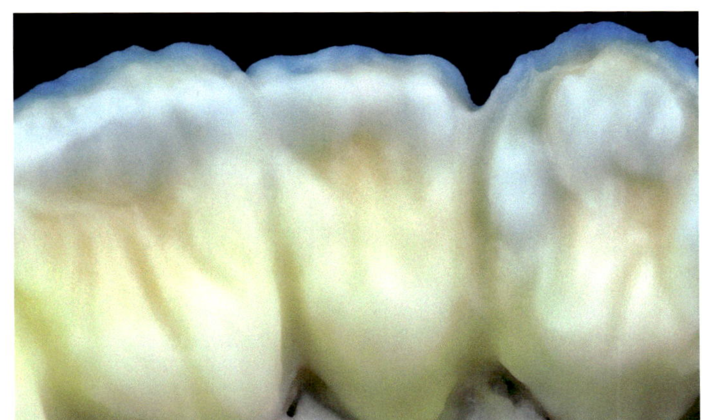

Abb. 36
Der Palatinalbereich wird mit einer Wechselschichtung aus E2, E2+CL, N1, Cl 3 und N4 geschichtet

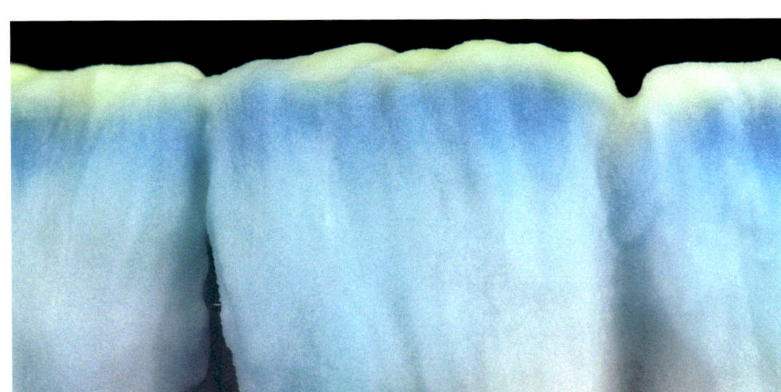

Abb. 37
Der inzisale Saum wird aus einer Mischung Cl3 und Cl2 aufgetragen

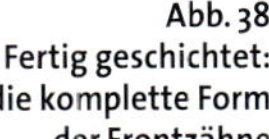

Abb. 38
Fertig geschichtet: die komplette Form der Frontzähne

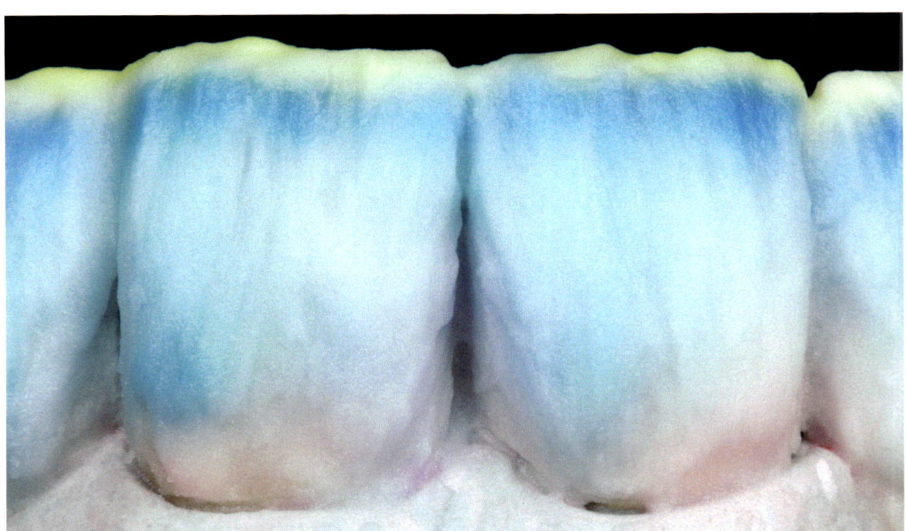

Brennen, Korrektur und Glanzbrand

Die komplette Form der Frontzähne ist nun fertig geschichtet (Abb. 38) und so gebe ich die Restauration zum Brennen in den Ofen. Die Brenntemperaturen halte ich sehr genau nach den Angaben des Herstellers 3M Espe ein. Das gewünschte Brennergebnis liegt vor und so kann ich nach kleinen Schleifmaßnahmen den Korrekturbrand ausführen, der hier nicht mehr detailliert beschrieben wird. Der abschließende Glanzbrand bringt das Ergebnis dieser Schichtung voll zur Geltung (Abb. 41 bis 51).

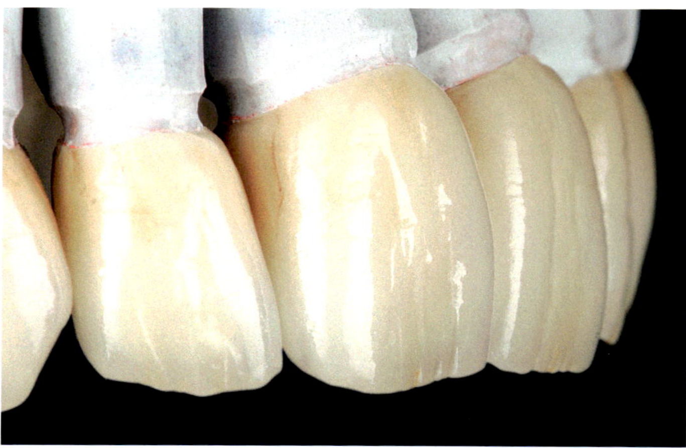

Abb. 39 und 40 Abschließende Kontrolle nach dem Brand: Umsetzen auf ein ungesägtes Modell

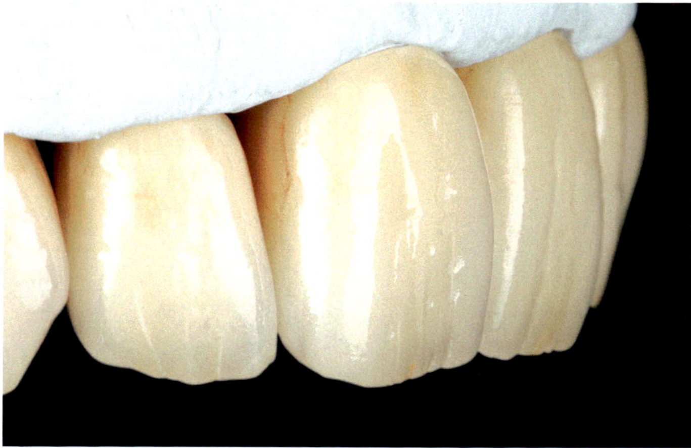

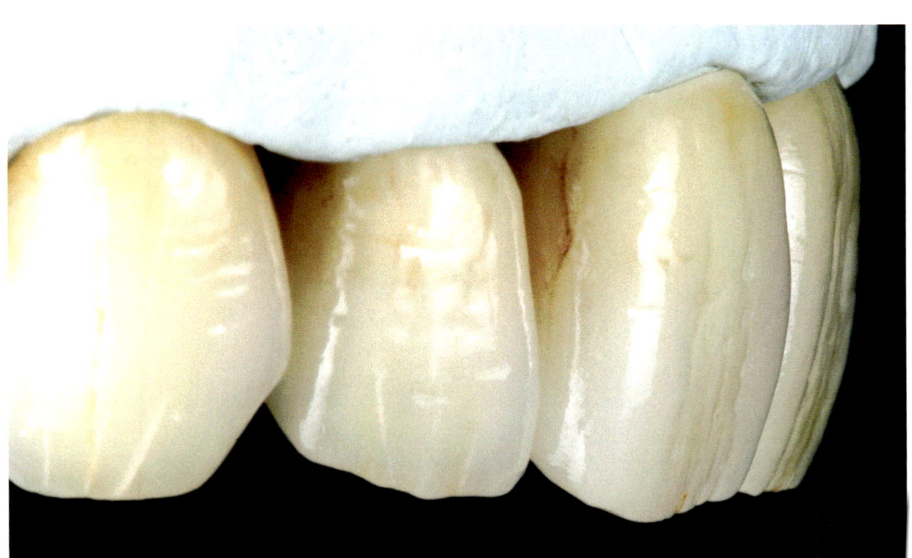

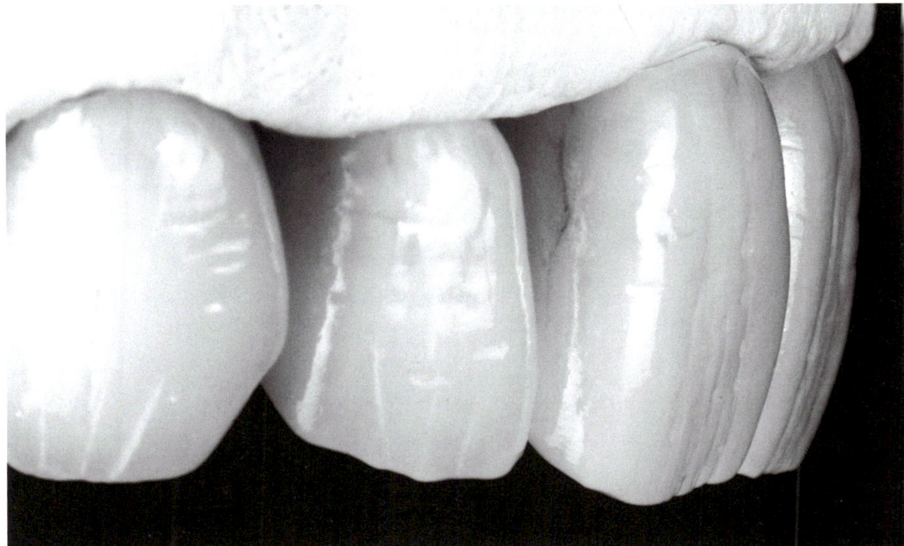

Abb. 41 und 42
Details der Schichtung und Oberflächentextur

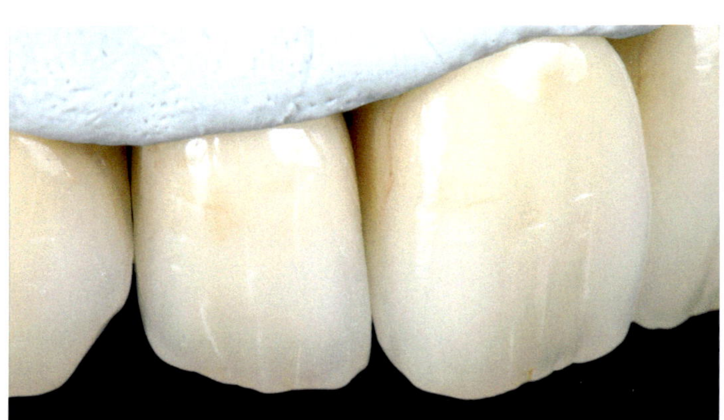

Abb. 43 bis 49
Der Glanzbrand bringt das Ergebnis der Schichtung voll zur Geltung

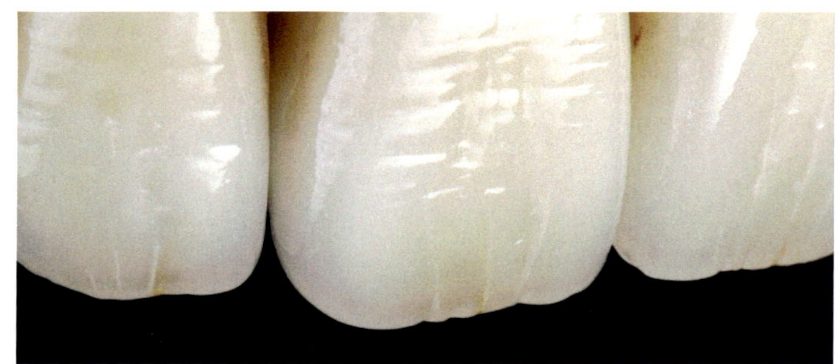

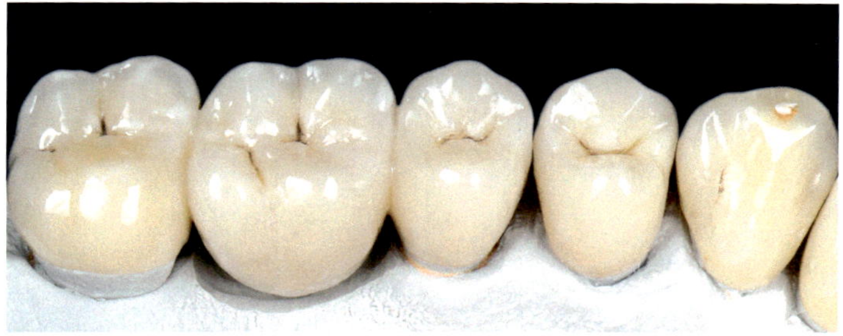

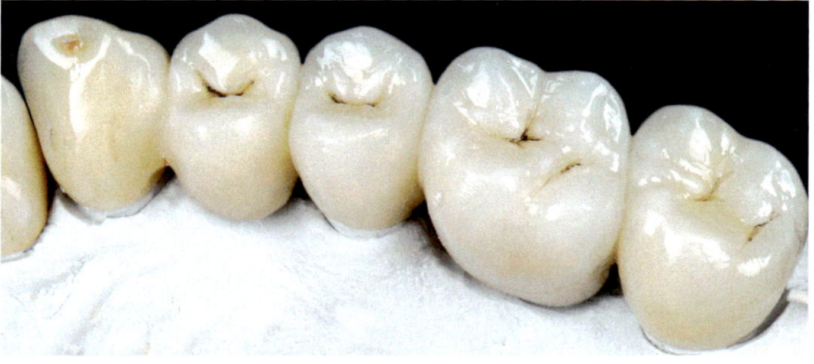

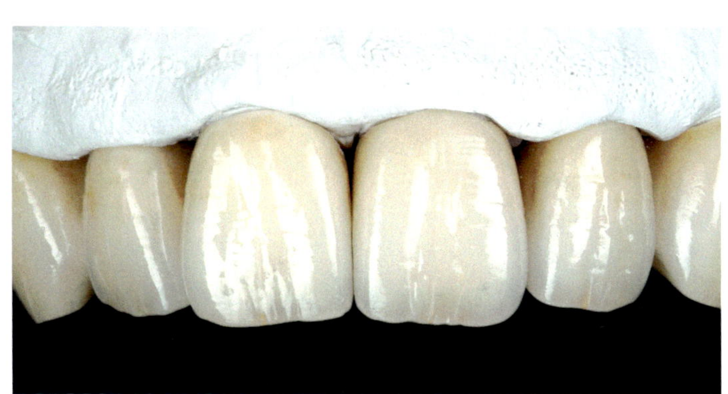

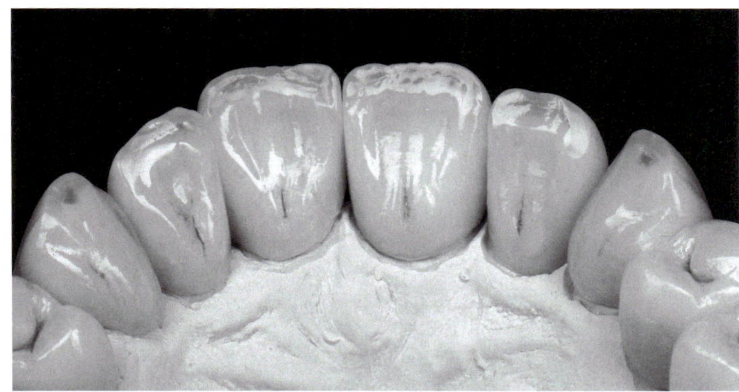

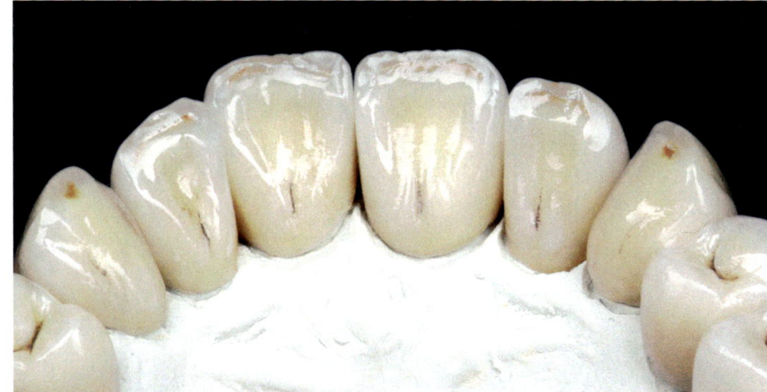

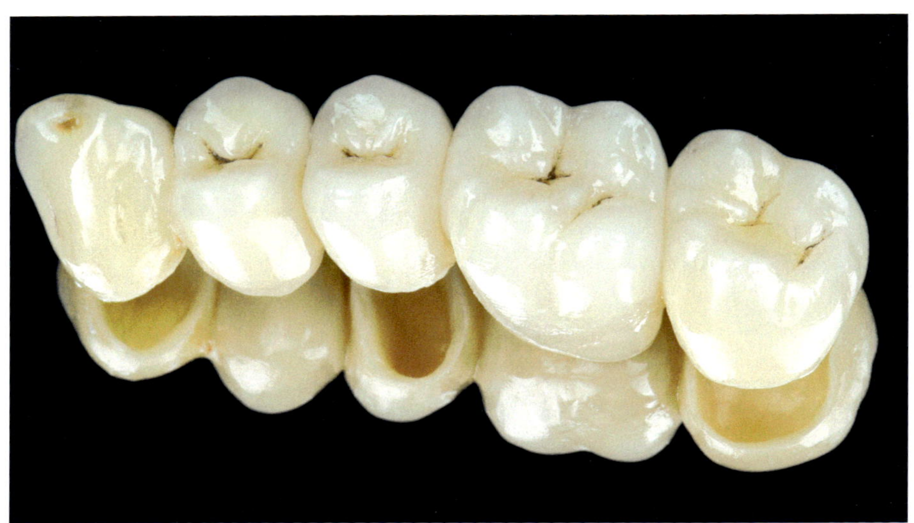

Abb. 50 und 51
Details der
Kauflächengestaltung

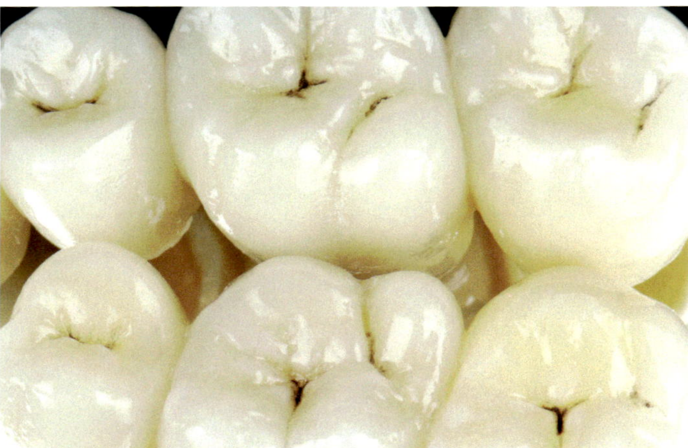

Das Finale kommt immer näher und so werden die Zirkonoxidkronen, entsprechend der natürlichen Zahnoberfläche der Patientin, auf den Glanzgrad eingestellt (siehe auch mein Beitrag in dl 8/05). Das Umsetzen auf ein ungesägtes Modell (Abb. 39 und 40) sowie der Vergleich zur Ausgangssituation sind abschließende Kontrollaufgaben.

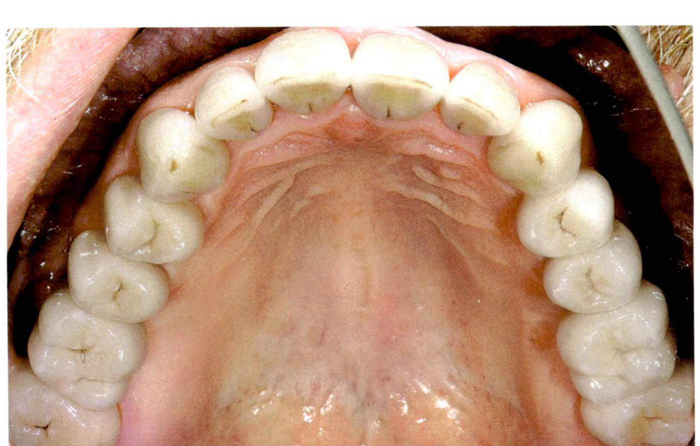

Abb. 52
Gesamtansicht
in situ

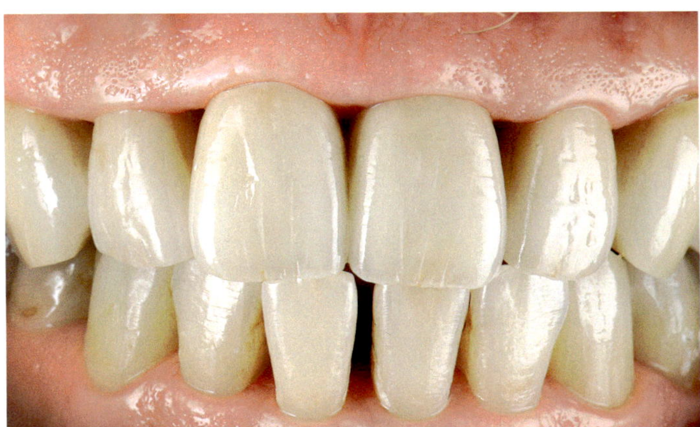

Abb. 53
Front- und ...

Abb. 54
... Palatinalansicht der
eingegliederten
Arbeit

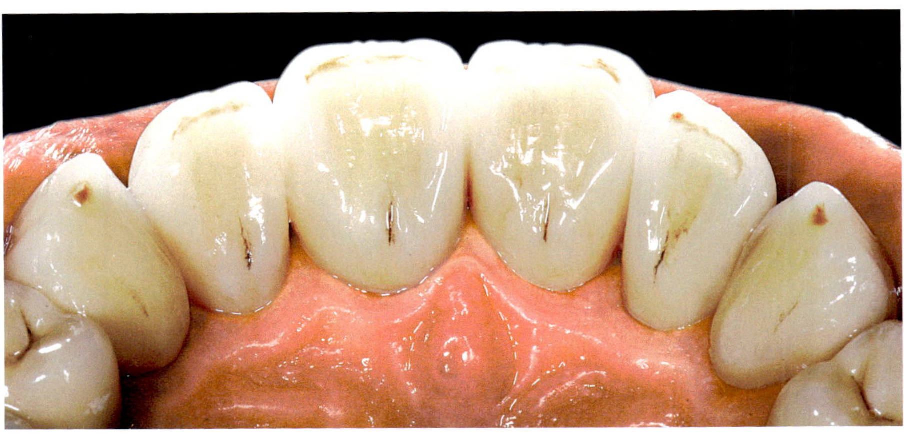

Fazit

Oft beschworen, aber leider selten in die Praxis umgesetzt, ist die Zusammenarbeit aller Beteiligten. Sei es die bereits eingangs erwähnte gute Kommunikation mit dem Fräszentrum, die aufmerksame und einfühlsame Betreuung des Patienten oder auch der ständige, eigentlich zwingend erforderliche, Kontakt zum Behandler und das gegenseitige Feedback – all diese Bausteine tragen zum Gelingen unserer Arbeit bei (Abb. 55 bis 57).

Nicht zu vergessen natürlich das Material, welches einem die Möglichkeit gibt, alle Feinheiten der Natur „unsichtbar" nachzuahmen.

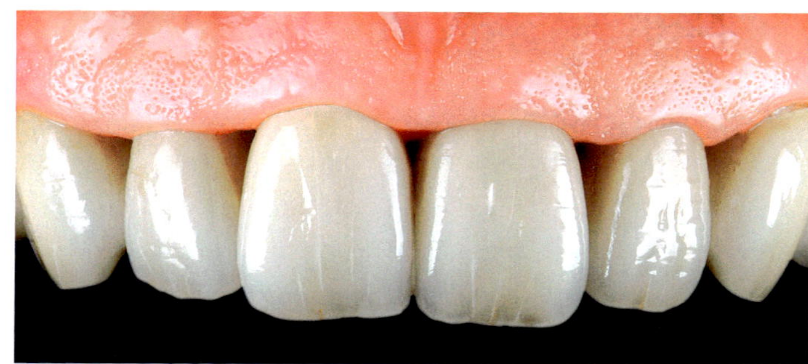

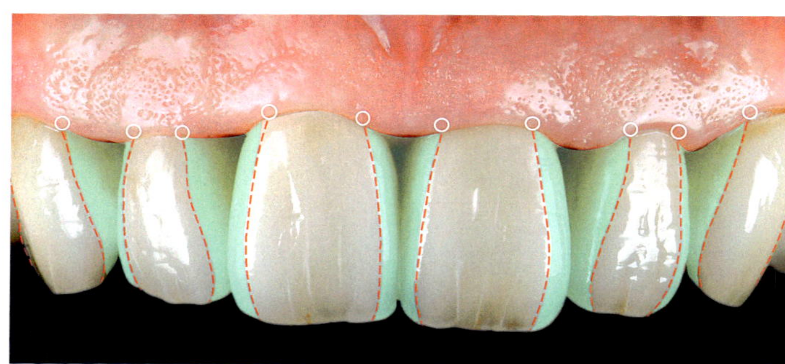

Abb. 55 und 56
Perfekte rot/weiße Ästhetik

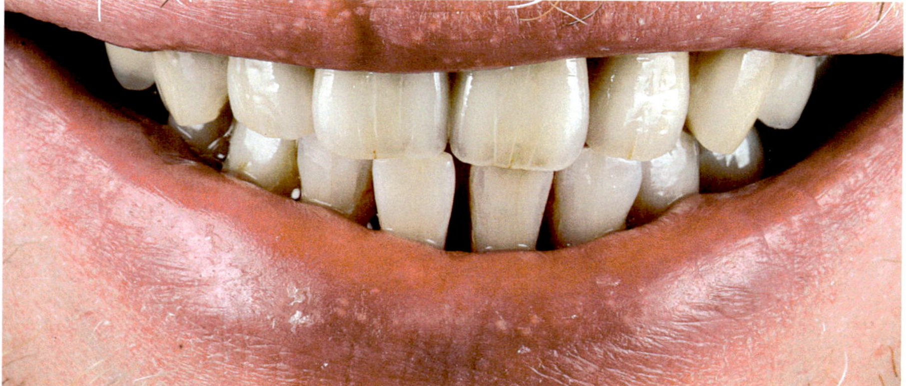

Abb. 57
„Natürlich" unsichtbar im oralen Umfeld

Weichteilakzeptanz und Transluzenz

Dentale Vollkeramiken sind mittlerweile nicht mehr aus dem Repertoire der modernen Zahnmedizin wegzudenken, will man ästhetisch anspruchsvolle Prothetik realisieren. Erst diese Werkstoffe füllen den Begriff der „Esthetic Dentistry" mit Leben. Ein weiterer Schritt zur Perfektion auf diesem Gebiet sind vollkeramische Abutments.
Dr. Erhard Reichelt präsentiert hier eine Frontzahnrekonstruktion mit einer Vollkeramikkrone auf gefrästem Straumann-Cares-Abutment, welche die ästhetischen Möglichkeiten mit diesen Materialien offenbart.
Die zahntechnische Arbeit stammt von Jan-Holger Bellmann.

Ausgangssituation

Die 55 Jahre alte Patientin ist seit 1983 in meiner Praxis in zahnärztlicher Behandlung. 1981 erfolgten rechts und links in den retromolaren Bereichen der Zähne 37 und 47 Zystektomien. Der Zahn 21 war damals mit einer Stiftkrone versorgt. Apikal imponierte an der bereits einmal resezierten Wurzel eine schwielige Aufhellung. 1984 wurde der Zahn 21 nach einer erneuten Wurzelspitzenresektion mit einer VMK-Krone versorgt.

Anfang 1991 kam es zu einer erneuten Resektion. Ein Rezidiv im Jahr 1994 wurde zum Anlass genommen, über die Möglichkeit einer Implantatversorgung an dieser Stelle zu diskutieren. Die Patientin sprach sich damals dagegen aus, da sie aus Angst vor erneuten Zystenbildungen Vorbehalte gegen einen solchen Eingriff im Kieferknochen hatte. Es kam zur Extraktion von Zahn 21.

Die lückig stehenden Frontzähne ließen keine festsitzende Brückenversorgung zu (Abb. 1). Als Kompromiss wurde ihr eine Stahlmodellgussprothese empfohlen. Die sichtbare Stahlklammer in regio 24 störte sie nicht (Abb. 2).

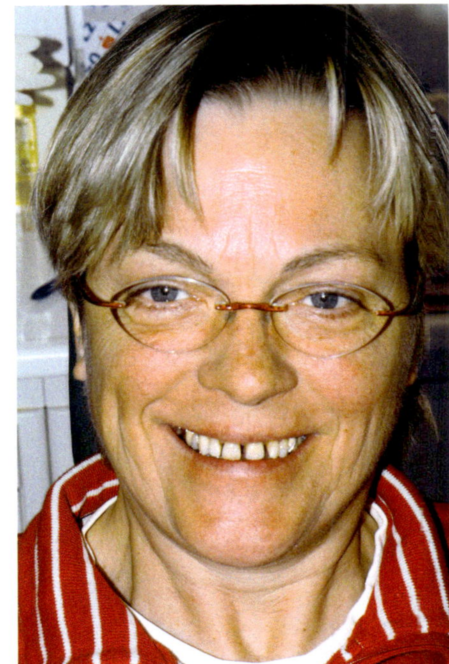

Abb. 1
Patientin mit Darstellung der lückigen Front in Relation zum Oberlippenverlauf

Die neue Versorgung

Im April 2005 wurde mit der Patientin erneut über die Möglichkeiten einer Implantatversorgung diskutiert, nachdem seit fast zehn Jahren nachweislich keine pathologischen Knochenveränderungen aufgetreten waren (Abb. 3).

Die Modellanalyse legt die Idealposition des Implantats fest (Abb. 4). Entsprechend dem Emergence Profile der Nachbarzähne wurde auf dem Modell die Pilotbohrung festgelegt. Analog zu dieser Modellvorgabe wurde eine Bohrlehre mit Bohrhülse vorbereitet (Abb. 5).

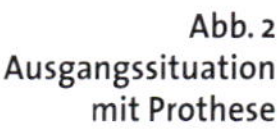

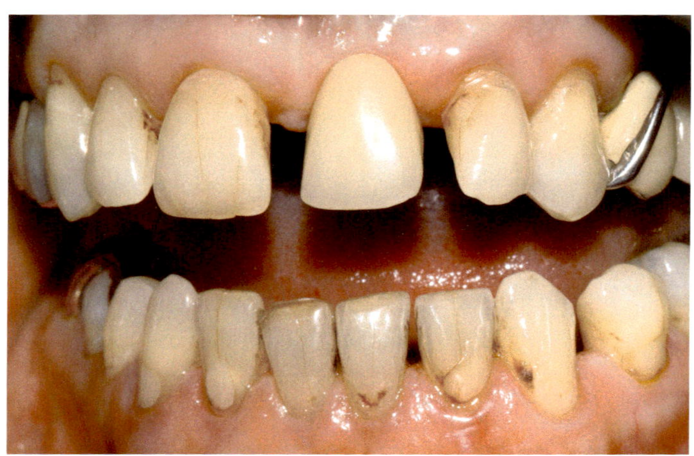

Abb. 2
Ausgangssituation mit Prothese

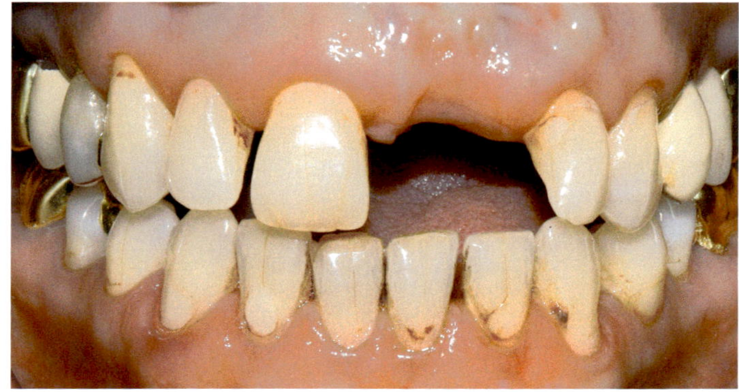

Abb. 3
Ausgangssituation ohne Prothese. Klinisch imponieren die lückig stehenden Zähne 13, 12, 11 sowie das Diastema bei 11, 21. Der Zahn 22 steht nach auswärts gedreht.

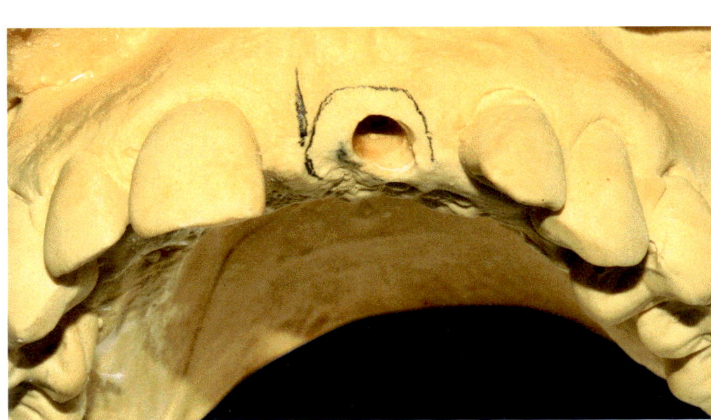

Abb. 4
Modellsituation mit angedeuteter Implantatposition

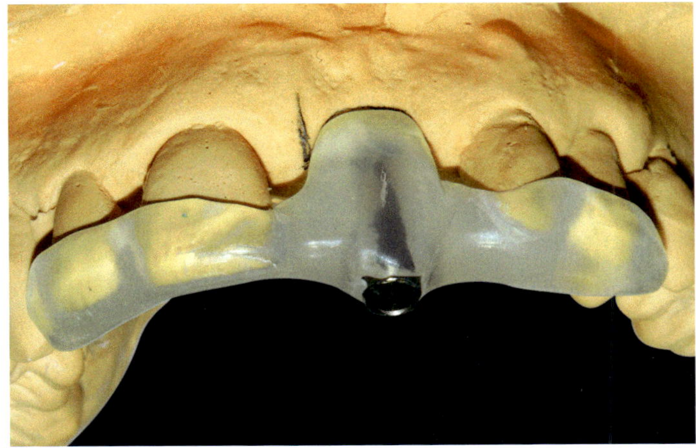

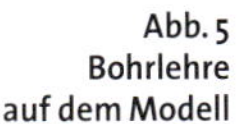

Abb. 5
Bohrlehre auf dem Modell

Implantation

Die trapezförmige Schnittführung sieht die Schonung eines mesialen und distalen Papillensteges vor (Abb. 6). Zur besseren Übersicht wurde der Lappen apikal weit gestielt (Abb. 7).

Die fest auf den Nachbarzähnen abgestützte Bohrlehre lässt die erste Pilotbohrung zu. Die aus prothetischer Sicht gewünschte Bohrrichtung ergibt eine Fensterung des vestibulären Knochens. Die Bohrlehre dient gleichzeitig als Hilfe, um eine Vorstellung von der zukünftigen Kronenposition zu erhalten. Der basale Rand des Kunststoffzahns ist für die Positionierung der Implantatschulter von Bedeutung, da sie 2 mm unterhalb des angedeuteten Kronenrandes zu liegen kommen sollte. Dies entspricht der Verbindungslinie der Schmelz-Zementgrenze der Zähne 11 und 22.
Das freiliegende Implantat wurde mit einem Gemisch aus partikulärem Eigenknochen und Bio-Oss augmentiert unter gleichzeitiger Abdeckung mit einer Bio-Guide-Membran. Die Knochenentnahme erfolgte retromolar in regio 47.
Es wurde ein Straumann-Implantat (4,1 mm ø, Regular Neck, Länge 12 mm) gesetzt. Der randdichte, spannungsfreie Weichgewebsverschluss wurde mit atraumatischer 6-0-Prolene-Naht erreicht. Die Mobilisation des Mukoperiostlappens erwies sich aufgrund der starken Narbenbildung der vorangegangen Wurzelspitzenresektionen als ausgesprochen problematisch.

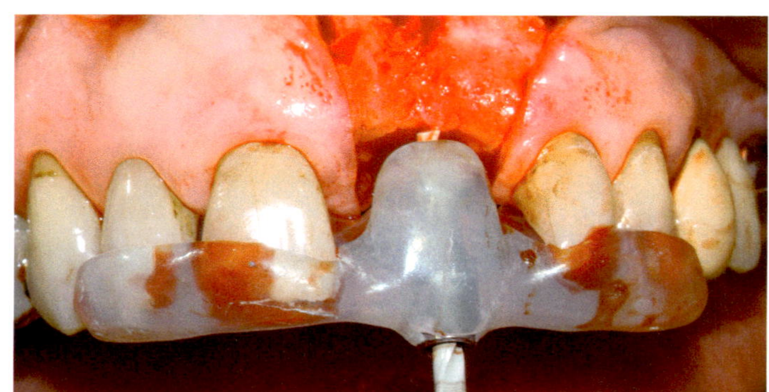

Abb. 6
OP-Situation mit Bohrlehre

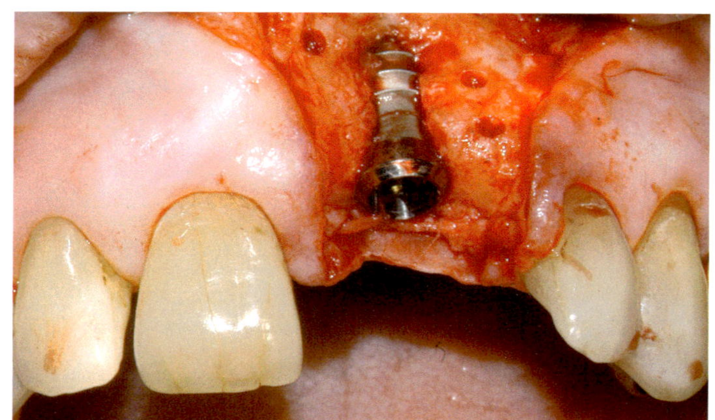

Abb. 7
Implantat in situ

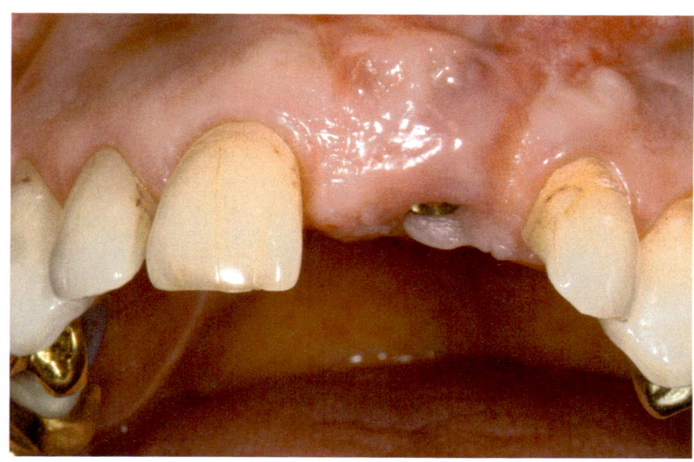

Abb. 8
Klinische Situation acht Wochen nach Implantation

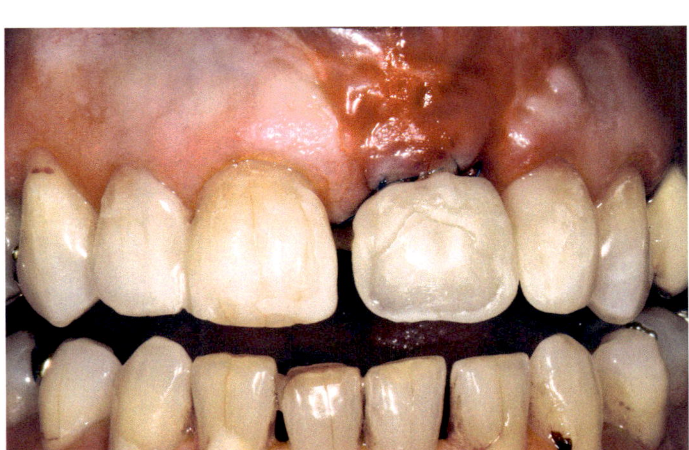

Abb. 9
Veränderung der Zähne mit Hilfe von Komposit

Die klinische Situation mit Einheilkappe acht Wochen nach Implantation stellt sich in Abbildung 8 dar.

Im August 2005 erfolgte die Freilegungsoperation unter Verwendung einer Einheilkappe Ref. Nr. 048038. Am Tag der Freilegung wurde der Prothesenzahn 21 basal mit Komposit entsprechend der veränderten Schleimhautsituation umgestaltet.

Bei dieser Gelegenheit wurde der Patientin mit Hilfe eines Chair-side erstellten Mock-ups aus einem dünnfließenden Komposit gezeigt, wie es aussähe, wenn die lückig stehenden Zähne verschlossen würden (Abb. 9). Die minimale Verbreiterung der Zähne 12, 11, 21 und 22 und der damit verbundene Lückenschluss wirkten harmonisch. Über dieser klinischen Situation wurde ein Silikonschlüssel aus Memosil (Heraeus-Kulzer) genommen.

Abb. 10
Präparierte Zähne und provisorische Mesostruktur auf Implantat

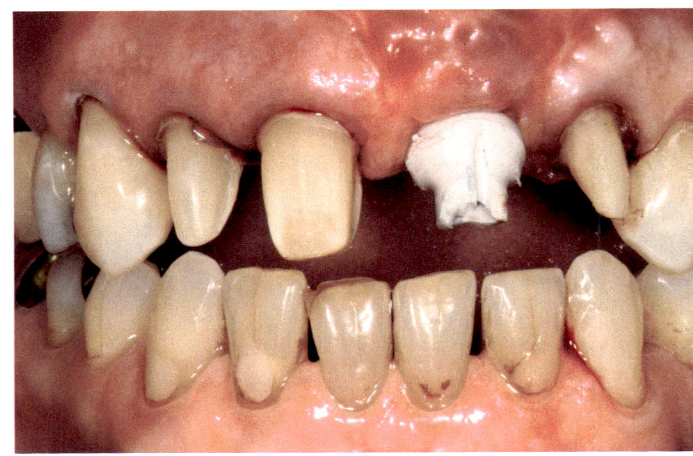

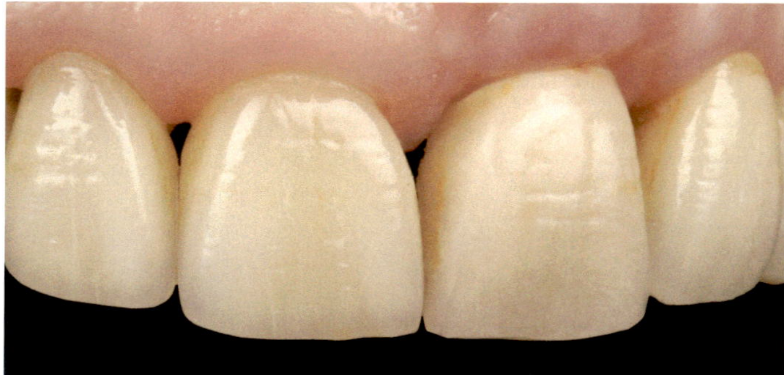

Abb. 11 Veneers und provisorische Krone Zahn 21

Behandlungsziel

Spätestens zu diesem Zeitpunkt wurde der Patientin bewusst, wie ihre unschöne Frontsituation optimiert werden könnte. Die Veränderung der Längen-/Breiten-Relation der Frontzähne wirkt sich als deutliche kosmetische Verbesserung aus.
Als Behandlungsziel wurden ihr daher zwei Veneers auf den Zähnen 12 und 11 vorgeschlagen. Das Implantat 21 sollte ebenso wie der Zahn 22 mit einer Vollkeramikkrone versorgt werden. Ein vollkeramisches Abutment nach dem Straumann-Cares-Konzept sollte anstelle eines metallischen Abutments den Transluzenzeffekt der Zirkonoxidkeramik bewirken.

Präparation

Zunächst wurde der Zahn 13 mesial entsprechend den Vorgaben aus dem Mock-up in seiner mesioapproximalen Randleiste verändert. Danach erfolgte die Präparation der Zähne 12 und 11 sowie des Zahnes 22.
Die Vollkeramikversorgung sollte in Zirkondioxid (Lava, 3M ESPE) erfolgen. Für die Veneers wurde Creation von Girrbach auf feuerfesten Stümpfen verwendet. Das Implantat wurde mit einer provisorischen Krone auf der Basis der RN synOcta-Mesostruktur versorgt.

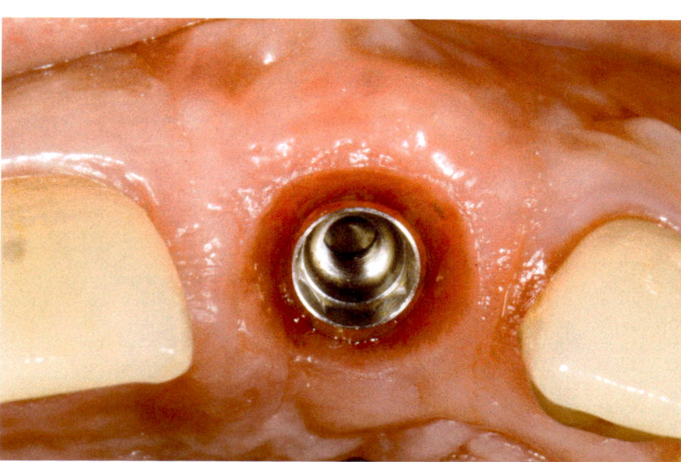

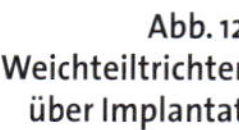

Abb. 12 Weichteiltrichter über Implantat

Eine intraoral begonnene, provisorische Präparation des Pfostens ist in Bild 10 zu sehen. Der Kunststoff lässt sich bequem mit groben, entsprechend geformten Diamanten präparieren. Das Bild zeigt die klinische Situation mit den präparierten Zähnen 12, 11 und 22 sowie der Implantatsituation mit präparierter Mesostruktur. Die Besonderheit dieses Pfostens liegt in seiner bereits basal vorgeformten Gestaltung. Die breite, konvexe Kurvatur schafft einen idealen Weichgewebstrichter.

In situ

Nach definitiver Inkorporation der Veneers sowie der Lavakrone auf Zahn 22 stellt sich das klinische Bild in Abbildung 11 dar. Das Implantat ist mittlerweile mit der provisorischen Krone verschraubt worden. Die Abbildung 11 zeigt auch die exzellente Weichteilakzeptanz von Keramikrestauration und Kunststofflangzeitprovisorium.

Nach Abnahme der provisorischen Krone zeigt sich die klinische Situation in Abbildung 12. Mesial und distal existieren zwei ausreichend gestaltete Papillen. Vestibulär imponiert ebenfalls eine ausreichend dicke Gingivamanschette. Die ausreichend lange Tragezeit des Provisoriums von zirka drei Monaten drängte einerseits nicht zu schnellem Handeln, andererseits konnte in dieser Zeit in aller Ruhe die Weichgewebskonturierung erfolgen. Eine entzündungsfreie Bindegewebsmanschette konnte ausreifen.

Weichteilkonturierung

Im Dezember kam es zur Abformung der definitiven Krone (Abb. 13). Eine trichterförmige Öffnung, die der Weite des Nachbarzahnes 11 entsprach, war geschaffen worden, um das Emergence-Profile für den Zahn 21 zu gestalten (Abb. 14). Anhand der provisorischen Krone wurde in Silikon analog zu diesem Weichgewebstrichter ein Positivmodell der provisorischen Krone auf einem Laboranalog geschaffen (Abb. 15).

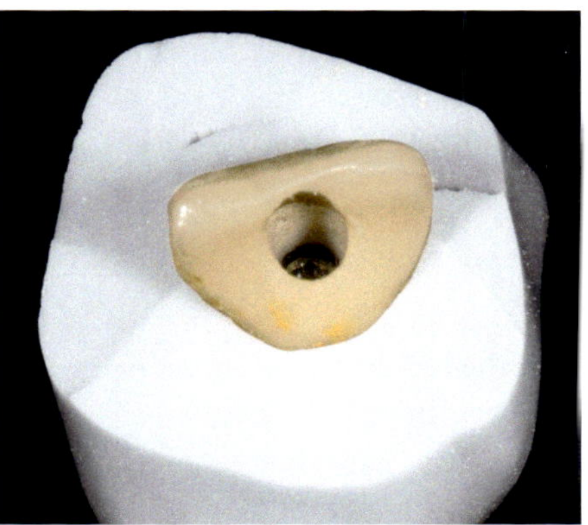

Abb. 13 Provisorische Krone in Silikon

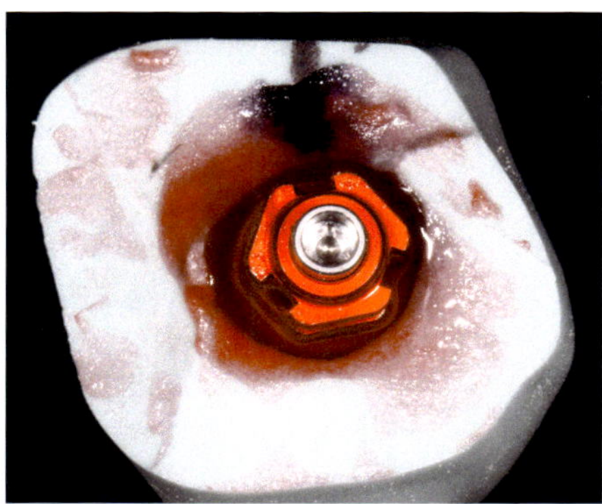

Abb. 14 Abdruckpfosten mit Pattern-Resin-Mantel

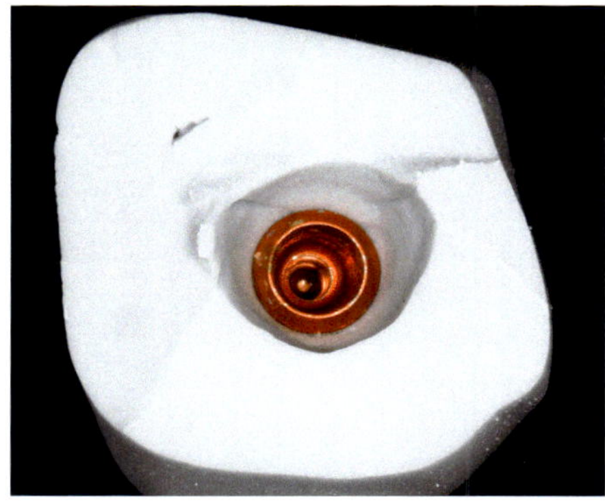

Abb. 15 Weichteiltrichter in Silikonschlüssel

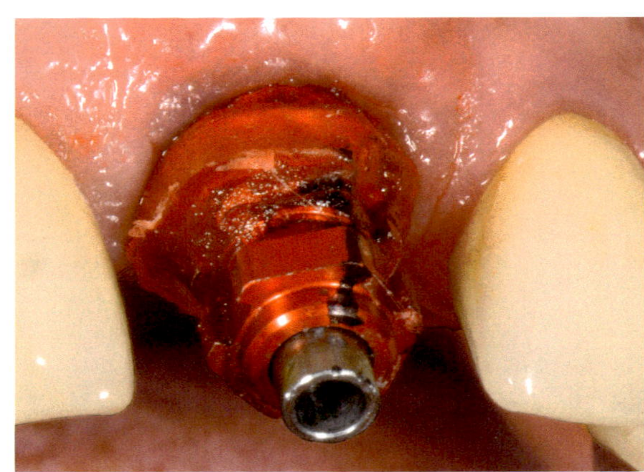

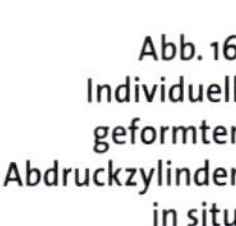

Abb. 16
Individuell geformter Abdruckzylinder in situ

Abb. 17
Zahnfleischmaske mit Weichteiltrichter

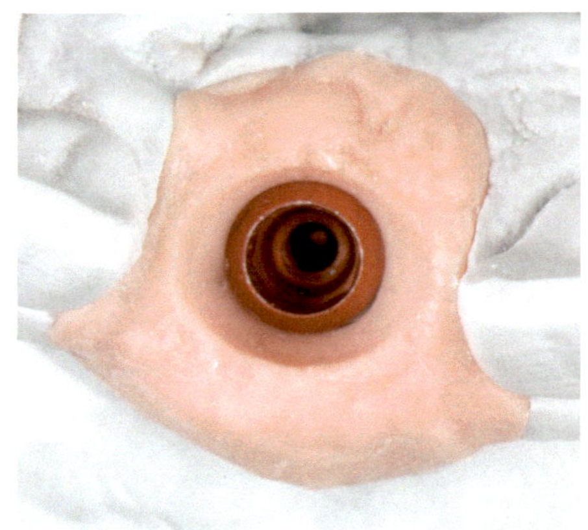

Das Ausmaß der Weichteilkonturierung kann mit Pattern Resin exakt nachgebildet werden. Dazu wird ein Abdruckzylinder auf ein Laboranalog geschraubt und gemeinsam in einem Silikonschlüssel eingebettet. Bis zum oberen Rand des Silikonschlüssels fließt Pattern Resin in den Trichter und verbindet sich mit dem Abformzylinder. Der auf diese Weise individualisierte Abformzylinder wird intraoral aufgeschraubt (Abb. 16). Die Abformung erfolgt mit einem offenen, perforierten Abdrucklöffel und einem Polyether-Abdruckmaterial.
Eine schwarze Markierung am Abdruckzylinder dient als Orientierungslinie, um die Abformung des Weichteiltrichters in der korrekten Weise zu gewährleisten (Abb. 17).

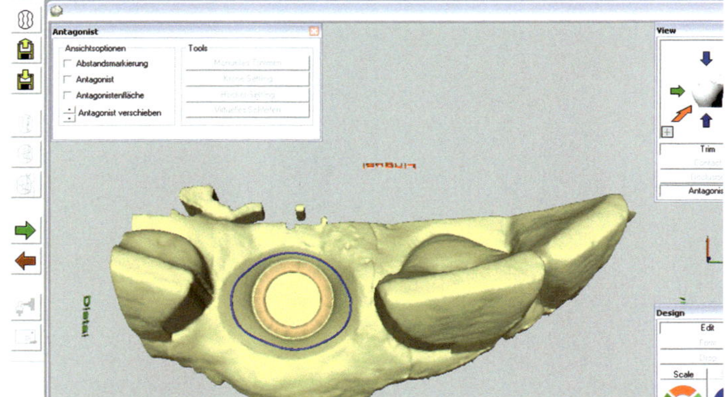

Abb. 18
Screenshot vom Scanvorgang, die blaue Linie zeigt den Gingivaverlauf

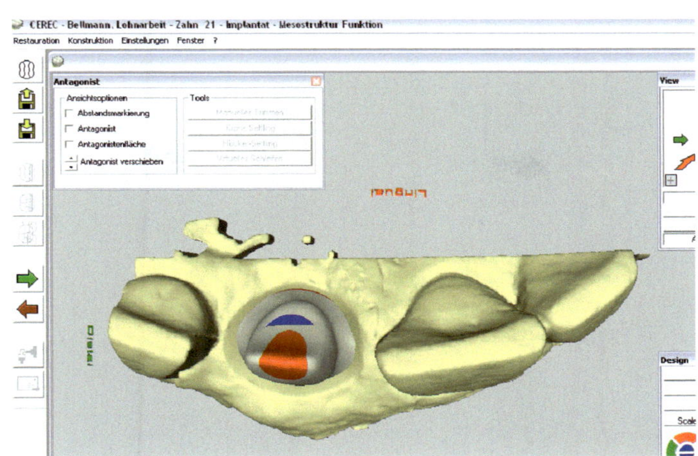

Abb. 19
Screenshot vom Scanvorgang mit Darstellung des Abutments

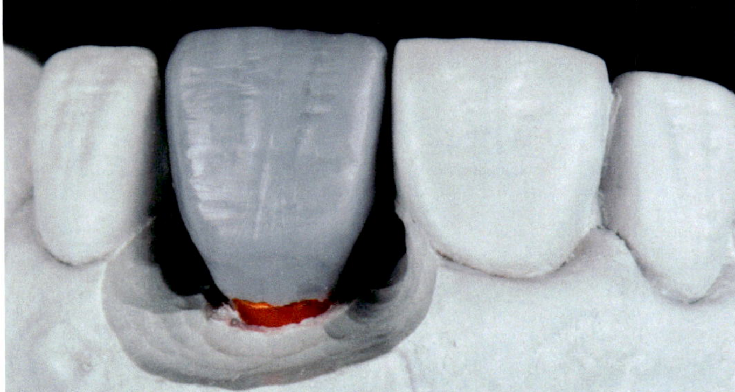

Abb. 20
Wax-up von labial ...

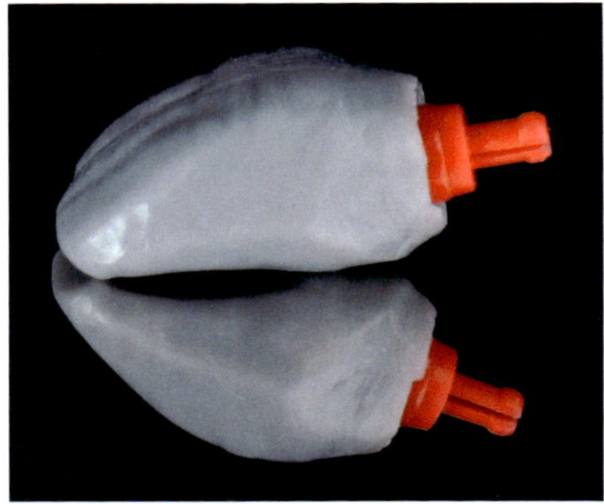

Abb. 21 ... und mesial

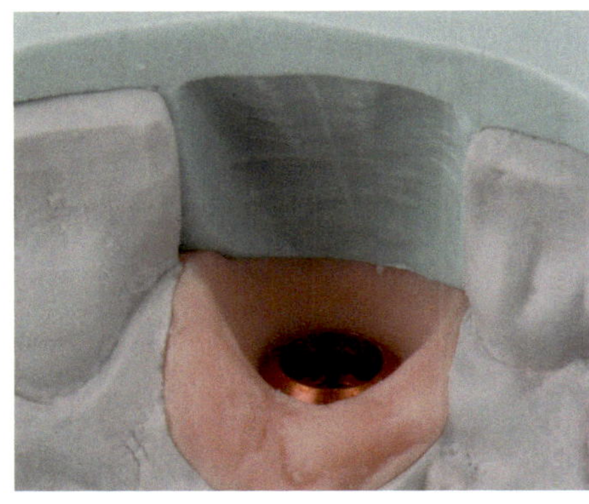

Abb. 22 Vorwall des Wax-up

Scannen

Aufgrund dieser Daten lässt sich das Cares-Vollkeramikabutment scannen, da die Dimension von Höhe bzw. Breite der Gingiva sowie die Lage der Implantatschulter in Relation zu der Weichteilsituation dargestellt ist (Abb. 18 und 19).
Im Rahmen des Scanvorgangs werden die Informationen über die Weichteilsituation direkt übernommen.

Keramikabutment

Die Gestaltung des Keramikabutments wird als nächstes in Angriff genommen. Um eine Vorstellung von den Dimensionen des Abutments im Verhältnis zur endgültigen Krone zu bekommen, ist ein sorgfältiges Wax-up der Kronenform notwendig (Abb. 20 bis 22).

Das Lava-Zirkonoxidkäppchen verlangt eine Mindeststärke von 0,3 mm, die Verblendkeramik eine Mindestschichtstärke von zirka 1,5 mm und mehr. Demzufolge muss das Abutment entsprechend dimensioniert und gefräst werden. Wie exakt das

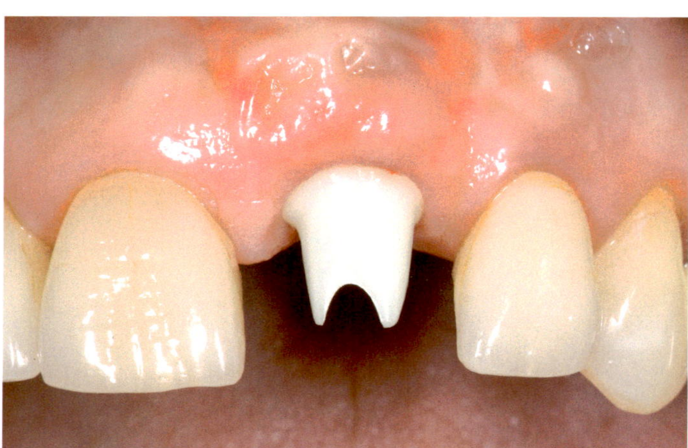

Abb. 23
Cares-Abutment
in situ

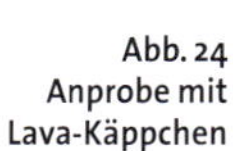

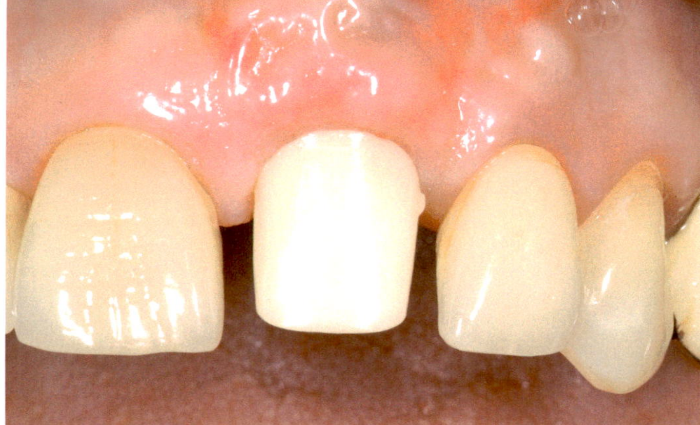

Abb. 24
Anprobe mit
Lava-Käppchen

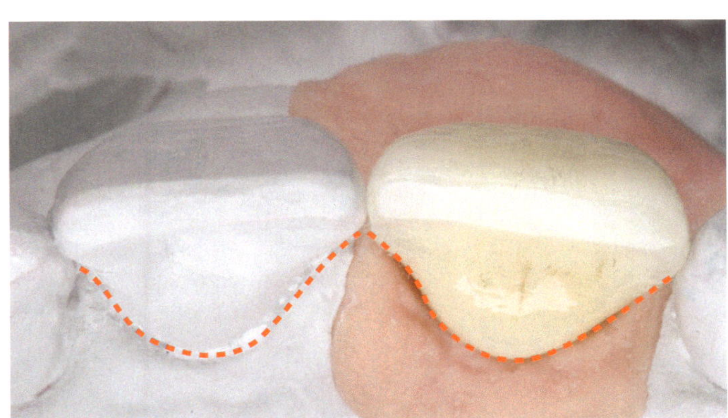

Abb. 25
Das verblendete Käppchen mit Zahnfleischmaske von okklusal ...

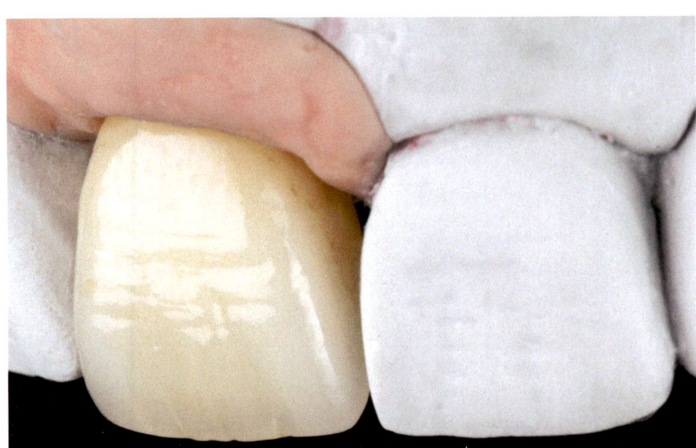

Abb. 26
... und labial

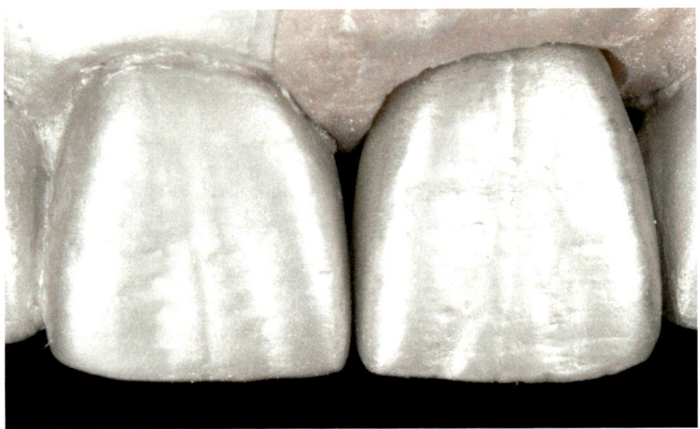

Abb. 27
Die Oberflächentextur wird mit Silberpuder hervorgehoben

fertige Vollkeramikabutment auf den synOcta-Kopf passt und sich dem Weichgewebe anschmiegt, zeigt die Aufnahme 23.
Das Cares-Abutment darf nur mit der entsprechenden Spezialschraube mit 15 Nm angedreht werden. Die Kappenanprobe erfolgt separat (Abb. 24).

Erst im Anschluss sollte die endgültige Verblendung erfolgen (Abb. 25 bis 27).

Ergebnis

Die Abschlussbilder zeigen das ästhetisch gelungene Ergebnis der einstmals lückig stehenden Frontzähne mit ihrer exzellenten Weichteilakzeptanz.
Die elegante Darstellung der Oberflächentextur und die farblich brillant erfassten Farbindividualitäten sind Ausdruck der exzellenten Zusammenarbeit mit dem Zahntechnikermeister Jan-Holger Bellmann.

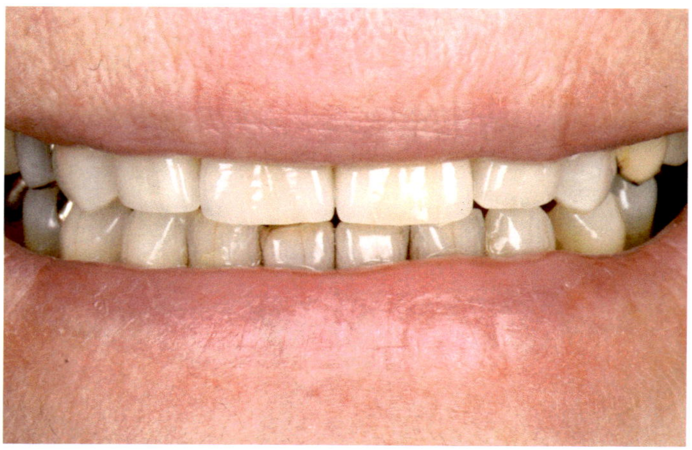

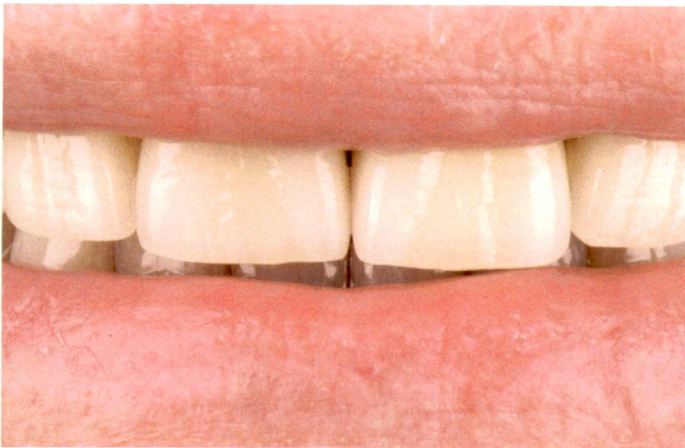

Abb. 28 und 29
Fertige Versorgung in Relation zum Lippenverlauf

Das Implantat samt seiner prothetischen Suprakonstruktion passt sich harmonisch in den Gingivaverlauf ein. Die besonderen Merkmale dieser Versorgung sind die perfekte Weichteilakzeptanz, die geringe Plaquebesiedlung, die Transluzenz der Vollkeramik sowohl im Bereich des Abutments als auch der Krone und die extrem passgenaue Ausführung der CAD/CAM gefrästen Einzelteile (Abb. 28 bis 31).

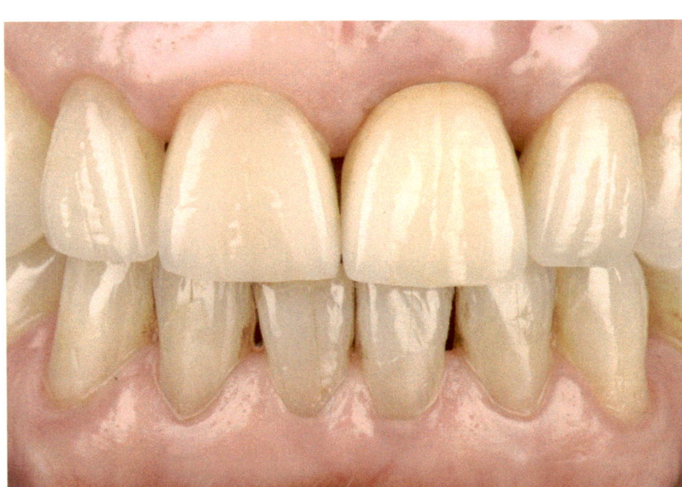

Abb. 30
Fertige Versorgung im Schlussbiss

Abb. 31
Details der Oberflächentextur und individuellen Farbgebung

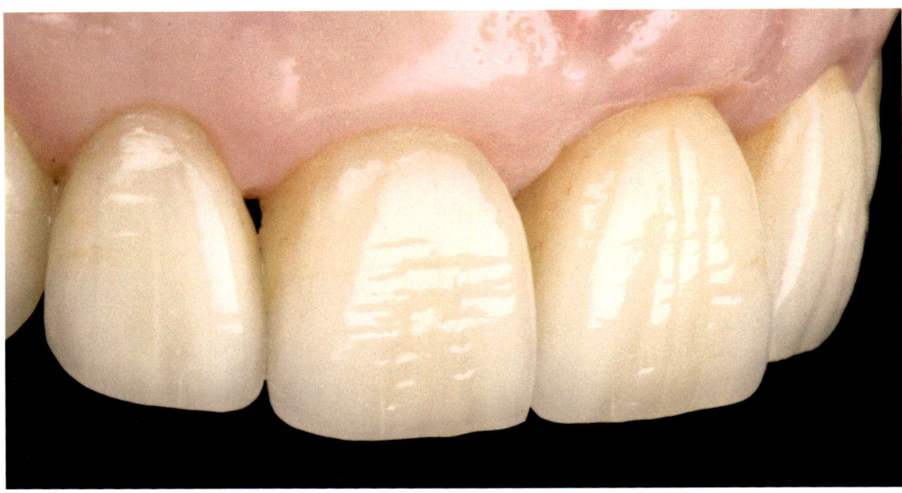

Stichwortverzeichnis